珍本医籍影校丛刊
第一辑

《妇科秘方》校注

清·竹林寺僧◎著
卜俊成 ——校注

山西出版传媒集团 山西科学技术出版社

图书在版编目（CIP）数据

《妇科秘方》校注 / 卜俊成校注 . — 太原 : 山西科学技术出版社 , 2024.1

ISBN 978-7-5377-6310-3

Ⅰ . ①妇… Ⅱ . ①卜… Ⅲ . ①妇科病—秘方—汇编—中国—清代 Ⅳ . ① R289.5

中国国家版本馆 CIP 数据核字（2023）第 174119 号

《妇科秘方》校注

FUKE MIFANG JIAOZHU

出 版 人	阎文凯
著 者	清・竹林寺僧
校 注	卜俊成
策划编辑	翟 昕
责任编辑	杨兴华
助理编辑	文世虹
封面设计	吕雁军

出版发行	山西出版传媒集团・山西科学技术出版社
	地址：太原市建设南路 21 号　邮编：030012
编辑部电话	0351-4922078
发行部电话	0351-4922121
经 销	各地新华书店
印 刷	山西基因包装印刷科技股份有限公司

开 本	880mm × 1230mm　1/32
印 张	7.75
字 数	135 千字
版 次	2024 年 1 月第 1 版
印 次	2024 年 1 月山西第 1 次印刷
书 号	ISBN 978-7-5377-6310-3
定 价	46.00 元

凡 例

一、选书及其归类原则

《珍本医籍影校丛刊（第一辑）》收录了5本临床实用价值较高的中医古籍善本，包括《女科切要》《儿科醒》《妇科秘方》《疫疹一得》《韩氏医通》。其中《女科切要》以乾隆癸巳年吴道源家刻本为底本，以《黄帝内经》《伤寒论》《金匮要略》等书为他校本；《儿科醒》以中国书店影印上海千顷堂书局本为底本，以《黄帝内经》《伤寒论》《保婴撮要》等书为他校本；《妇科秘方》以清·同治丙寅杜文澜、勒方锜辑录梅氏传本重刻本为底本，以《黄帝内经》《伤寒论》《金匮要略》等书为他校本；《疫疹一得》以道光延庆堂刻本为底本，上海千顷堂书局本为校本；《韩氏医通》以乾隆五十九年修敬堂重刊本为底本，光绪十七年儒雅堂重刻本为校本。

全部著作收入原则：时间为1911年之前；内容富有特色，对中医学术及临床有实用价值；刊印稀少。收入的所有著作为全书，每本分为校注和影印两部分，校注部分以尊重原著、尽量保持原貌为原则，对底本进行了标点、校勘和注释，影印部分原版影印了底本，以便于医家著作留存，供学者、读者等研究。

二、各部组成安排

每本书均有“校注说明”，对本书的校注方法做出明确的说明。收录的各书均予以校勘，除原书序言、目录、正文之外，另设“主要内容”与“原书作者及本书内容和学术价值简介”两项内容。

各子目书前的“主要内容”，简要介绍了该书的内容特色。其后的“原书作者及本书内容和学术价值简介”，尽可能地介绍该书的朝代、作者、书名、成书年代、版本传承情况，扼要点明本书的性质和主要特点，并说明本次校点选取底本与参校本的相关情况。

三、内文排版原则

祖国医学素有“注而不述”“以注代述”的传统，历代医家往往通过注解前人著作的方式来阐述自己的观点。为便于读者阅读，区分不同来源的文字，排版时将引述经文或作者原文排为大字宋体，作者注文排为小字楷体；重订者或注解者的按语、注文亦排为小字楷体，如有两种并存，则按成文先后顺序分别采用大字、小字；眉批或旁注据文义插入相应正文之后，排为仿宋体，前后用鱼尾括号(【 】)括注以为标记。

本丛书有大量影印底本的图片，均采用原图修饰后配入。

主要内容

《〈妇科秘方〉校注》为对清代浙江萧山竹林寺女科僧医诊治女科疾病主要经验总结的整理、校勘和注释，共一卷，分为校注和初刻本影印两部分。全书专于妇科，内容丰富；专于临证，理法精简；忠于原本，新编增补；包括女性月经症、增补调经并气血块等症、血崩并赤白带下症、种子方、验胎并保胎转女为男法、胎前症、增补胎前症、产后门症、增补产后症、理产回生丹治产后症、难产症、催生、妇人阴户症、乳门症、妇人肠肚生痈足指生疮方15部分，涵盖妇科经、带、胎、产、阴户、乳房、疮痈七大方面，共计232症的诊治经验。并以重视调养脾胃，突出食药同补；重视养血化瘀，重用川芎、当归；重视药物炮制，保证方剂疗效等为诊治妇科的学术思想，是洞悉萧山竹林寺女科精髓及清代中医妇科发展要旨较为经典的读本。

原书作者及本书内容和学术价值简介

一、原书作者生平

《妇科秘方》是浙江萧山竹林寺女科在1000多年的递世传承中，100多代僧医们集体的智慧结晶。据笔者本次所校注的《妇科秘方》底本——清同治丙寅年（1866年）杜文澜、勒方锜辑刻本序言记述，该书的作者及传承顺序为："萧山竹林寺老僧传诸异人，夏晴岚少府借录于还俗僧范某，而西湖春崖氏刻于云南者也。"

不过，在世代的更迭传承中，此版本的《女科秘方》已并非竹林寺僧医们所传续的原本，而是经清代医家梅氏增补后，内容更加丰富和完备的版本，如杜文澜还在序言中写道："梅氏合刻此二书，并增补数十方于《妇科秘方》之内。咸丰辛酉，其板重刊而流播未广。勒少仲方伯[1]

① 勒少仲方伯：即勒方锜。

与文澜购得是书，喜其详赡分明，便于检阅，因复授梓，以广其传。”

同时，梅安德在清·道光庚寅年（1830年）《妇科秘方》梅氏续刻本序言中也写道：“余先君子[①]曾推西湖春崖氏之志，将《妇科秘方》付梓，以广其传，又复撷精聚华得屡验良方若干拟附兰末。而先君子遽捐馆[②]，遗命安德三弟安瑞续刻。安瑞敬志之，不敢忘。未几，而安瑞以病逝世，寻命其二子终乃事维。时占元、占芳二侄方幼弱，今已成立矣。既祖武之事绳，亦父书之能读，开雕事……”

由此可以明晰，笔者本次所校注的《妇科秘方》，其原书作者及传承顺序为：浙江萧山竹林寺女科僧医撰写原书，传至还俗僧范某，夏晴岚少府从范某处借录，西湖春崖氏在云南刊刻。后经清代梅安德之父增补，后由梅安德之侄梅占元、梅占芳邀请梅安德作序，合《妇科秘方》《胎产达生篇》二书为一刻刊流播。后杜文澜、勒方锜看到梅氏合刻的此版《妇科秘方》等二书内容详实，对中医妇科疾病的诊治大有益处，故于清同治丙寅年重刊。

杜文澜（1815—1881年），字小舫，一作筱舫、憩园，别署采香舟主人，浙江秀水（今属嘉兴）人，清代词

① 先君子：对已故父亲的称呼。

② 捐馆：为死亡的婉辞。

人。其少年中举，逢太平天国战乱，参军幕，有干才，为曾国藩所称颂，官至江苏道员，署两淮盐运使；工词，尝点校吴文英、周密词，后刊有《吴梦窗甲乙丙丁稿》《草窗词》；又校勘康熙年间万树《词律》，作《万红友词律校勘记》；著《采香词》《曼陀罗华阁琐记》，编有《古谣谚》等。

勒方锜（1816—1880年），原名人璧，字悟九，号少仲，江西南昌人，清代词人、书法家。其于道光二十四年（1844年）中举人，为翰林学士、中丞，历任江苏按察史，广西布政史，江苏、福建和贵州巡抚，官至河东河道总督；精通星卜术相之学，洞达玄理，工诗能文，对词造诣极深，享名于时，著有《太素斋集》，平生所作诗文词赋尽录其中。

二、本书内容与特色

（一）本书内容

《妇科秘方》共一卷，包括15部分内容。其中，月经四十症包括月经前期、月经后期、经来或前或后、血虚发热、经闭发热、经行气痛、经来不止、经来如黄水、经来如绿水、经来白色等40种月经病的症状、发病原因、诊治原则和方剂、药量及用法。

增补调经并气血块等症十症包括治经行腹痛、治经来作痛、治经行三四日不止、治月经逆行血从口鼻中出者、治妇人室女静脉不通神效方、治妇人干血气滞调经丸等10种月经病的症状、发病原因、诊治原则、方剂及药物的用量、用法。

血崩并赤白带下八症包括治血山崩秘授神方、治血山崩屡试屡验方、治血山崩经验效方、治血山崩秘方、治血山崩简易方、治血山崩初起方等8类17个血崩并赤白带下的经验方及药量、用法。

种子五方包括庞夫人种子方、妇人种子奇方、种子仙方、种子药酒方、丸药方5个种子经验方及药量、用法。

验胎并保胎转女为男法五方包括妇人经水不行已经三月者；治妇人经水过月不来，难明有孕无孕；转女为男法；治妇人三四个月小产等5种验胎、保胎和转女为男法的经验方及药量、用法。

胎前三十八症包括胎前恶阻、胎前潮热气痛、胎前发热、胎儿攻心不知人事、胎前气紧、胎前咳嗽、胎前口鼻流血、胎前泻痢等38种胎前疾病的症状、发病原因、诊治原则、方剂及药量、用法。

增补胎前二十六症包括治胎漏如神；治一切漏胎，并下血不止、胎气不安或心腹痛；治胎将坠欲死者；治胎动下血，腰痛腹痛，抢心困笃者；治胎上攻心；治胎堕压脬不得小便，胀急危困者；护胎法等26种胎前疾病的症状、发病原因、诊治原则、方剂及药量、用法。

产后门十五症包括产后气痛遍身发热、产后血尽作痛、产后恶血发热、产后咳嗽、产后子宫突出、产后瘕痘突出、产后一月恶血重来、产后气急等15种产后疾病的症状、发病原因、诊治原则、方剂及药量、用法。

增补产后十九症包括妇人产后血晕；治产后血晕，昏迷欲死者；治产后气绝血晕，腹绞痛；治产后血气疼痛；治产后血晕及中风，目下视，口角与目外嘴向上牵急，四肢强直，不省人事；治产后五七日中风，咬定牙关，不省人事；治产后血胀闷欲死者等19种产后疾病的症状、发病原因、诊治原则、方剂及药量、用法。

理产回生丹治产后二十三症包括运用理产回生丹治疗子死腹中、难产、胎衣不下、产后血晕、产后口干心闷、产后寒热似疟、产后四肢浮肿等23种适应证的症状、发病原因、诊治原则等。

难产十三症（附死胎并胞衣不下）包括治妇人分娩，并小产死去者奇验方；治横生逆产，并治死胎胞衣不下；治难产或横或逆或血海干涸，以致胎死不下，惶惶无措，死在须臾者；治横生逆产手足先出者；治横生逆产手足先见者；治横生逆产，胎前产后虚损，月水不止崩漏等症；治盘肠生等13种难产的症状、发病原因、诊治原则、方剂及药量、用法。

催生二症包括催生保全子母神效方和催生易产方2类13个经验方。

妇人阴户八症包括治妇人阴肿如石，痛不可忍，二便不利；治妇人阴硬，痛不可忍；治妇人阴翻出，流黄水；治妇人阴肿作痒；治妇人阴痒难忍；治阴户生疮，痛痒难忍；治妇人阴疮；治妇人阴挺出下脱8种疾病的经验方。

乳门十七症包括治妇人产后无乳、治无乳、治乳少、治乳不通、治妇人奶花、治乳吹无乳者、治吹乳疼痛、治奶吹奶结经验方、治奶风并奶上各症等17种女性乳房疾病的症状、发病原因、诊治原则、方剂及药量、用法。

妇人肠肚生痈足指生疮三方包括治妇人内毒；治肠痈肚痈一切诸症；治妇人足指生疮，久而不愈者的方剂及药量、用法。

（二）本书特色

1.专于妇科，内容丰富。《妇科秘方》记载了女性月经四十症、增补调经并气血块等症十症、血崩并赤白带下八症、种子五方、验胎并保胎转女为男法五方、胎前三十八症、增补胎前二十六症、产后门十五症（附产后必要归芎丸方）、增补产后十九症、理产回生丹治产后二十三症（附经闭经迟胎产下血）、难产十三症（附死胎并胞衣不下）、催生二症、妇人阴户八症、乳门十七症、妇人肠肚生痈足指生疮三方15部分，涵盖妇科经、带、胎、产、阴户、乳房、疮痈七大方面，共计232症的诊治，包罗妇科各阶段常见的各种疾病。

2.专于临证，理法精简。《妇科秘方》是浙江萧山竹林寺女科僧医在1000多年的递世传承中积累下来的宝贵财富，全书理、法、方、药皆精简，更便于医者临证参考应用。其中，不乏许多经验效方。如治疗经来如牛膜片，病人突然倒地，看似危急重症，书中治疗用药仅为“朱砂（二钱）、茯苓（一两），共为末，水和为丸（如梧桐子大），姜汤送下五十丸”（《女性月经四十症·经来如牛膜片》）。治血气血积血癖，“用藕节、荷叶蒂各等分，为末，每服二钱七分，热酒调下；或煎服不拘时，每日三服，大效”（《增补调经并气血块等症十症·治血气血积血癖》）。治血崩晕倒，忽然暴下，血流盈盆，“看看至死或时崩不断，即服千金止血散，立效”（《血崩并赤白带下八症·治血崩晕倒，忽然暴下，血流盈盆》）等。

3.忠于原本，新编增补。本次校注的《妇科秘方》版本，不仅如实记载了萧山竹林寺女科僧医的临证经验，而且还经清代医家梅安德父亲之力，依原书体例，广采医家经验良方，增补调经并气血块等症十症、胎前二十六症、产后十九症三部分共55症妇科疾病的诊治，其中不乏有针对妇科危急重症的救治经验，促使《妇科秘方》全书的内容更加丰富和完备，有力助推此书学术水平和研究价值的提高。如治胎动下血，腰痛腹痛，抢心困笃者，用“葱白十四根，煎浓汁饮之，未死，即安；已死，即出。未效，再服，加川芎亦妙”（《增补胎前二十六症·治胎动下血，腰痛腹痛，抢心困笃者》）。治妇人产后血晕，“服黑龙丸，神效。真琥珀、白茯苓等分为末，用黑豆一杯炒焦，以黄酒淬入锅内去，入将酒调煎服灌之，立醒”（《增补产后十九症·妇人产后血晕》）等。

三、学术价值

将本书学术思想简要总结如下：

（一）重视调养脾胃，突出食药同补

如治疗经来或前或后，该书认为“此症因脾土不胜，不思饮食，由此血衰，经水或在后次月；饮食多进，经水又在前，不须调经，只宜理脾”（《月经四十症·经来或前或后》）。治疗经来遍身浮肿，“此因脾土不能克化，故变为肿，宜用木香调胃散”（《月经四十症·经来遍身

浮肿》）。治疗胎前大便虚急，“此乃脾土燥，大肠涩阻，只宜理脾土，通大肠，不可用硝、黄，宜用一枳汤”（《胎前三十八症·胎前大便虚急》）。同时，全书还重视食药同补，如治产后子宫突出，“此症用鲤鱼烧灰存性，研末，清油调擦即愈”（《产后门十五症·产后子宫突出》）；治胎前腰痛，用“猪腰一个，入青盐二钱，焙干为末，蜜丸如桐子大，空心酒下五十丸即愈”（《胎前三十八症·胎前腰痛》）等。

（二）重视养血化瘀，重用川芎、当归

全书认为，化瘀先养血，养血则瘀自消，故擅用川芎和当归。如治疗月经后期的理经四物汤和内补当归丸，皆有川芎和当归（《月经四十症·月经后期》）；治疗经行气痛的红花散和治疗经来不止的金狗散皆有川芎（《月经四十症·经行气痛》《月经四十症·经来不止》）；治疗经来如黄水的加味四物汤和治疗血山崩的十灰散皆有川芎和当归（《月经四十症·经来如黄水》《月经四十症·血山崩》）。同时，治疗产后二十三症的理产回生丹，亦是重用川芎和当归养血化瘀之药，达到治疗相关疾病的目的，如其方药为“熟地、川芎、元胡、香附、苍术、茯苓、蒲黄、桃仁、当归”（《理产回生丹治产后二十三症》）。

（三）重视药物炮制，保证方剂疗效

全书重视药物炮制，认为精益求精的药物炮制和按照相应的剂型用药是保证方剂疗效的必备条件之一。如针对庞夫人种子方的炮制，须用“药十六味，择壬子日共合细末，炼蜜为丸（如细小豆大），每早空心服十五丸，温酒下，不可多服。经尽后三日，连进三服，交合必有孕；不必再服，恐双生也”（《种子五方·庞夫人种子方》）。而在理产回生丹的炮制中，“红花三两，炒黄色，入醋酒一大壶，煮五六滚，去渣用汁；苏木三碗，搥碎，用河水五碗，煎至三碗，去渣用汁；黑豆三斤，用河水五碗，煎至三碗，去渣用汁”，同时还须“先将大黄末、好陈米醋四碗搅匀，文武火熬成膏，如此二次，方下前之三汁，一同均合；再以文武火熬成膏取起。若锅焦，另焙干为末入后药在内”（《理产回生丹治产后二十三症》）。由此可见该书对于药物精良炮制的重视程度非同小可。

四、版本及整理校注说明

《女科秘方》现存有道光丙戌年（1826年）王德峻重刻本，道光乙丑年（1829年）重刊本，道光庚寅年（1830年）梅氏续刻本，咸丰辛酉年（1861年）梅氏续刻本重刊本，同治丙寅年（1866年）杜文澜、勒方锜辑刻本等。本次校注以同治丙寅年杜文澜、勒方锜辑刻本为底本，以道光丙戌年王德峻重刻本、道光庚寅年梅安德续刻本、咸丰辛酉年梅安德续刻本重刊本为参校本，以尊重原著、尽量保持原貌为原则，对底本进行了标点、校勘和注释。同时原版影印了同治丙寅年杜文澜、勒方锜辑刻本，以便于医家著作留存和供学者、读者等研究。

同治丙寅年杜文澜、勒方锜辑刻本为梅氏续刻本在咸丰辛酉年重刊的再刻本，原书为《妇科秘方》和《胎产达生篇》二书的合刊本，今围绕此次校注主题，只校注合刊本原序和《妇科秘方》全书。主要校注原则和体例具体如下：

1.底本为繁体字竖排，本次整理改为简体字横排，并加以规范的现代标点符号。

2.底本有误，据校勘依据出是非校记；底本与校本互异，义均可通，底本义胜者不出校记，校本义胜者出校记。

3.凡底本中的异体字、俗体字、古今字径改为通行简化字。通假字保留，在首处出注，并予以书证。

4.底本中的冷僻费解字予以注音，采用汉语拼音加同音字注音的方法。对费解的字、词、成语和典故等予以训释，用浅显的问句解释其含义，力求简洁明了，避免烦琐考据。

5.底本中的方位词“右”“左”在表示“上”“下”之意时，径改为“上”“下”，不出校记。

6.底本字形属于一般笔画之误，如“日”与“曰”，“未”与“末”等，根据文意直接改正，不出校记。

7.底本古今意思相同但写法不同的字词，统一按照现今习惯写法。内容大致如下：“石南藤”为“石楠藤”，“石榴子”为“石榴籽”，“山查”为“山楂”，“淮山药”为“怀山药”，“蓖麻子”为“蓖麻子”，“蛇退”为“蛇蜕”，“磁瓶”为“瓷瓶”等。

8.底本目录中“序”由杜文澜撰写，故改为“杜序”。底本中针对病证的诊治，少部分章节有“一症”“二症”“三症”等，大部分章节无此序号，为便于查阅，统一标示为“（一）”“（二）”“（三）”等。

9.根据底本正文实际，把正文中“增附经疾并血块气痛等症”统一为目录中“增补调经并气血块等症十症”；把正文中“血崩并赤白带门”统一为目录中“血崩并赤白带下八症”；把正文中“种子门”统一为目录中“种子五方”，“种子五方”所列第一方，为便于阅读，依文意添加标题为“庞夫人种子方”；把正文中“验胎方”统一为目录中“验胎并保胎转女为男法五方”；把正文中“胎前门三十八症内十三症（附胎前经来一条）”统一为目录中“胎前三十八症”；把正文中“增补胎前诸症”统一为目录中“增补胎前二十六症”；把正文中“妇人阴户诸症”统一为目录中“妇人阴户八症”。

10.根据底本目录和正文实际，把“治产后一切诸症理产回生丹”改为“理产回生丹治产后二十三症（附经闭经迟胎产下血）”；把正文中的“难产门”改为“难产十三症（附死胎并胞衣不下）”；把目录中的“催生十四症”改为“催生二症”。把目录中“产后门（附产后必要二方）十五症”统一为正文中“产后门十五症（附产后必要归芎丸方）”；把正文中的“乳门诸症”统一为目录中的内容，并改为“乳门十七症”；把目录中“妇人肠肚生痈足指生疮三方”，添加到正文相关章节。

11.由于原书作者所处时代的局限性，书中部分内容涉及封建迷信思想，请读者辩证对待，取其精华，弃其糟粕。

本书校注工作的顺利进行得益于家人的鼎力支持。由于校注时限较短，校注者水平有限，错漏之处在所难免，恳请读者批评指正。

卜俊成

2022年9月于郑州

目 录

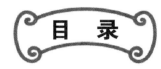

杜 序

《汉书·艺文志》载《妇人婴儿方》十九卷，此妇科专书所由昉[1]也。《唐书·艺文志》载《杨氏产乳集验方》三卷，此产科专书所由昉矣。《金匮要略》中，治妇人之方尝别录单行；《千金要方》列妇人妊娠于首，无非以广生、达生为重而已。

《妇科秘方》一书，萧山竹林寺老僧传诸异人，夏晴岚少府借录于还俗僧范某，而西湖春崖氏刻于云南者也。《胎产护生篇》一书，淮南李小有长科得前明漳州颜壮其茂猷所序，四明[2]卜氏所传《产家要诀》，益以家藏良方，复请程还九及当湖[3]陆予绵锡禧，京口[4]何继充、何嗣充，

① 昉：起始。

② 四明：浙江省宁波市的别称。

③ 当湖：浙江省嘉兴市平湖市的别称。

④ 京口：即江苏省镇江市京口区。

昆陵①杨季衡启凤为之参定，而清源林恕菴秀、于东长泰先后刻之者也。道光己丑庚寅间，梅氏合刻此二书，并增补数十方于《妇科秘方》之内。咸丰辛酉，其板重刊而流播未广。

勒少仲方伯与文澜购得是书，喜其详赡分明，便于检阅，因复授梓，以广其传。剞劂②告成，爰檃括③旧序之要语，以志缘起。俾阅者咸知功效久著，惠济良多，庶几宇内风行，引仁术于勿替焉。

同治丙寅孟夏秀水杜文澜序

① 昆陵：即江苏省常州市武进区。
② 剞劂（jī jué 机诀）：雕版；刻印。
③ 檃（yǐn 隐）括：就原有的文章、著作加以剪裁、改写。

一、月经四十症

（一）月经前期

其症经前血来如胆水，五心作热，小腹、腰痛，面色痿黄，不思饮食，乃气虚也。先用黄芩散退其烦热，后用调经丸，次月色胜而愈[①]。

黄芩散

黄芩六分　川芎八分　当归　白芍　苍术各一钱　甘草三分　知母　花粉各五分

水一碗，煎七分，温服。

调经丸

三棱　莪术　白芍　生地各一钱　元胡　茯苓各一两　川芎八分　小茴八分　八角八分　乌药八分　熟地一钱　砂仁五分　香附一两二钱　秦归一钱

共为细末，米糊丸如桐子大，不拘时，洒下一百丸。

（二）月经后期

其症经来如屋漏水，头昏目暗，小便作痛，更兼白带，喉中臭如鱼腥，恶心吐逆。先用理经四物汤，次用内

① 次月色胜而愈：《萧山竹林寺秘方考》为“次月血胜而愈”。

补当归丸，次月即愈。

理经四物汤

川芎　生地　白术　柴胡　当归　香附　元胡各一钱　**白芍　三棱**各八分　**黄芩**八分

水一碗，煎七分，临卧服。如有白带，加小茴一钱。

内补当归丸

当归　川断　萸肉　蒲黄炒黑　**白芷　厚朴　茯苓　苁蓉**各一两　**阿胶**一两　**甘草　干姜**各五钱　**川芎**八钱　**熟地**一两五钱　**制附子**三钱

共为末，炼蜜为丸（如桐子大），空心酒下八十丸。

（三）经来或前或后

此症因脾土不胜，不思饮食，由此血衰，经水或在后；次月饮食多进，经水又在前，不须调经，只宜理脾。脾土胜，血旺气匀，自然经水应期，当服紫金丸。

紫金丸

陈皮五钱　**红豆**六钱　**良姜　莪术　乌药**各八钱　**槟榔**六钱　**枳壳**八钱　**砂仁**六钱　**三棱**一两

共为细末，米糊为丸（如桐子大），食后米汤送一百丸；或加小茴六钱、香附四两，酒、醋各二两，制服。

（四）血虚发热

此症因妇人性急，于行经时房事触伤，胁中结一块（如鸡子大），在左右两胁；月水不行，五心发热，目暗头昏，咳嗽生痰。先用逍遥散止其热，次用紫菀汤止其嗽。若过半年，则无救矣。

逍遥散

秦归　白术各八分　地骨皮一钱　柴胡八分　黄芩六分　薄荷四分　胆草五分　石莲肉一个　花粉八分　白芍八分

水煎七分，空心服。

紫菀汤

阿胶炒研，八分，冲服　北五味五分　贝母去心　紫菀去壳　苏子炒研，八分　杏仁去皮、尖，一钱五分　桑白皮蜜炙，一钱　知母炒，一钱　枳实一钱　桔梗八分　款冬花六分

水一碗，煎七分，临卧服。

（五）经闭发热

此症因行经时及产后食生冷水果等物所致，盖血见水则凝滞。初起三日，生寒作热，五心烦热，脾土不胜。若半年一载不治，变作骨蒸，子午发热，潮热，肌肉削瘦，泄泻不止，恐难保矣，须照前症逍遥散、紫菀汤治之；倘病入重甚，用鸦片三厘，调甘草汤送下，有起死回生之

功，方见前。

（六）经行气痛

此症经来一半，气虚作泻，乃血未尽，腹中作痛，变发潮热，或竟亦不发热。当用红花散破其余血，则热止痛安。

红花散

红花炒　牛膝　当归　当归　苏木各一钱　三棱八分　莪术八分　枳壳六分　赤芍八分　川芎五分

水煎服。

（七）经来不止

此症经来或半月或十日不止，乃血热妄行，当审其妇曾吃椒、姜热物过度，是为实症，用金狗散治之。

金狗散

川断　地榆　阿胶炒成珠　白芷　金毛狗脊各一钱　白芍　川芎　黄芩炒，各一钱　熟地二钱

水煎，服一帖。

（八）经来如黄水

此症乃虚症，不可服凉药，用加味四物汤以暖其经，和其血，次月血胜而愈。

加味四物汤

川芎　当归　乌药　元胡各一钱　白芍　小茴炒，各八分　熟地二钱

姜三片，枣二枚，水一碗，煎七分，空心服。

（九）经来如绿水

此症全无血色，乃大虚大冷，不可用凉药，用乌鸡丸服至半月，非但病愈，而且有孕矣。

乌鸡丸

天雄　附子　当归各三钱　鹿茸　山药　苁蓉　肉桂　茯苓各一两　蒲黄炒黑　白芍　萸肉各一两　熟地五钱　川芎五钱　乌鸡肉酒蒸，三两

共为末，米糊为丸（如桐子大），空心酒下一百丸。

（十）经来白色

此症竟无血色，五心烦热，小便作痛，面色青黄，乃血气虚也，亦宜用乌鸡丸服之。若服半月，定然有孕。

（十一）经水成块，葱白色，又如猪血黑色

此症头昏目暗，唇淋，乃虚症也，切勿用凉药，急宜用内补当归丸，方见第二症。

（十二）经来臭如夏月之腐

此系身衰血弱，更伤热物所致，旧血少，新血不接，则臭如夏月之腐，譬如沟渠积久无雨，则臭也。宜用龙骨丸，立效。

龙骨丸

龙骨　螵蛸　牡蛎　生地各一钱　当归　川芎　茯苓各八分　黄芩六分　白芍八分

炼蜜为丸（如弹子大），空心酒下一丸。

（十三）经来不止，如鱼脑髓

此症两足疼痛，不能动履，乃下元虚冷，更兼风邪所致，宜用苏风止痛散。

天麻　僵蚕　乌药　牛膝各一钱　石楠藤　独活　紫荆皮　当归　乳香各一钱　川芎五分　骨碎补一钱，研

姜三片，葱二根，水煎服。

（十四）经来如牛膜片

此症经来不止，兼如牛膜片色样，昏倒在地，乃气结成也。其症虽惊，其人无事，用朱雄丸，立效。

朱砂二钱　茯苓一两

共为末，水和为丸（如梧桐子大），姜汤送下五十丸。

（十五）经来下血胞

此症经水不止，或下血胞三五个（如鸡子大）似絮，用刀割开似石榴子，其妇昏迷，不省人事，服十全大补汤三五剂，立愈。

川芎　白芍　人参　茯苓各八分　当归　白术　黄芪各一钱　肉桂五分　熟地二钱　甘草五分

姜三片，枣三枚，水一碗，煎七分，空心服，立效。

（十六）经来痛如刀割

此乃血门不通，人皆用八珍散，我用牛膝汤，一剂有功。

牛膝三钱　乳香二钱　麝香一钱

水一碗半，入牛膝，煎至一碗，临服入乳香、麝香，于空心服一帖即愈。如火症，用朱砂六一散。

（十七）经来吊阴痛不可忍

此症有筋二条，从阴吊至乳上疼痛，身上发热，宜川楝汤二帖，立愈。

猪苓　泽泻　白术　小茴炒　大茴炒　乌药　川楝子　延胡　乳香各一钱　木香　麻黄　槟榔各五分

姜葱水一碗煎，热服，汗发立效。

（十八）经来未尽，潮热气痛

此症经来一半，觉口燥，小便痛，遍身潮热，头痛，皆因伤食并食冷物，血滞不能行，有瘀血在内，不可用补，只宜凉药。若痛，用莪术散。

莪术　三棱　红花　牛膝　苏子各一钱

水一碗，煎七分，空心服。

（十九）经来尽作痛

此症手足麻木，乃腹中虚冷，气血衰甚，用四物汤，立效。

人参　川芎各一钱　当归一钱　杭芍一钱，酒炒

姜三片，枣二枚，水煎服。

（二十）经来小腹结成一块，如皂角一条横过疼痛

此症不思饮食，面色青黄，急用元胡散治之半月，其块即消。

元胡散

元胡四钱　发灰三钱

共为末，酒调服。

（二十一）经来胁气痛，如痞一块在胁内，其血淡黄色

此症宜治块为先，用四物元胡汤，立愈。

四物元胡汤

川芎　当归　白芍各八分　熟地一钱五分　沉香三分　元胡一钱二分

加姜三片，水煎服或用。

当归　川芎　元胡　白芍各四钱　沉香三钱

分作四剂，水煎服，或为末老酒送下亦可。

（二十二）经来遍身疼痛

此症来二三日，疼痛遍身者，乃寒邪入骨，或热或不热，宜解表，以乌药顺气散发汗而安。

乌药　僵蚕　白芷　陈皮　枳壳各八分　炮姜　甘草各五分　麻黄四分

姜三片，葱一根，水煎服。

（二十三）触经伤寒

此症经来忽然误食生冷，遍身潮热，痰气紧满，恶寒，四肢厥冷，乃触经伤寒，急投五积散，立效。

厚朴　陈皮　茯苓　白芷　枳壳各八分　川芎五分　半夏　香附各一钱　苍术　柴胡各四分　干姜五分　青皮六分　肉桂　紫苏梗　地骨皮各五分

姜三片，葱二根，水煎，热服。

（二十四）逆经上行

此症从口鼻中出，因过食椒、姜热毒之物所致，用犀角地黄汤数帖，立愈。

犀角　白芍　丹皮　枳实　黄芩各一钱　生地二钱　紫苏梗八分　橘红　甘草各三分　百草霜八分

水煎，空心服。

（二十五）经从口鼻中出，不行下而行上

五心发热，咳嗽气紧，当用红花散七帖推血下行；次用冬花散止咳嗽，服七帖，热去全安。

红花散

红花　苏木各八分　黄芩　花粉各六分

水煎，空心服。

冬花散

枳实　粟壳蜜炙　紫苏梗　苏子　紫菀　桑皮炒　知母各八分　石膏　杏仁各一钱　冬花蕊八分

水煎，空心服。

（二十六）逐日经来

此症经来，日有几点则止，过五日或十日又来几点，一日来三四次，面色青黄。先用胶艾汤二帖，次用紫金丸，次月即愈。

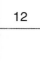

紫金丸 见第三症。

胶艾汤

川芎八分 **熟地**一钱 **艾叶**三钱 **阿胶**一钱，炒研

枣三枚，空心煎服。

（二十七）经来狂言，如见鬼神

此症经行时，或因家事触怒气阻，逆血攻心，不知人事，狂言谵语。先用麝香散宁其心，后用茯苓丸除根。

麝香散

麝香 辰砂 甘草各三分 木香五分 人参 紫苏梗 柴胡 茯神 远志去心，各八分

水煎，不拘时服。

茯苓丸

茯苓 茯神 远志去心，各八分 朱砂五分

猪心一个，米糊为丸，金银器煎汤送下五十丸。

（二十八）经来常呕吐，不思饮食

宜用丁香散。

丁香 干姜各五钱 白术一钱

共为末，清晨米汤送三匙。

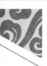

（二十九）经来饮食后即吐

此症痰在心胸，隔住米谷，不思饮食。先用乌梅丸化去痰涎，后用九仙夺命丹，立愈。

乌梅丸

朱砂　雄黄　木香各五钱　乳香　没药各一钱　草果一个

乌梅肉为丸（弹子大），每服用黄酒化一丸含之。

九仙夺命丹

豆豉　枳壳　木香　苍术　陈皮　山楂子各一钱　草果一个　厚朴　茯苓各二钱

共为末，姜汤调服。

（三十）经来遍身浮肿

此因脾土不能克化，故变为肿，宜用木香调胃散。

木香　陈皮　甘草各三分　三棱　莪术　木通各八分　山楂八分　红豆蔻三分　香附　砂仁各一钱　姜皮三分　车前子一钱　大腹皮八分

水煎，空心服。

（三十一）经来泄泻如乳儿屎者

此乃肾虚，不必治脾，用调中汤七帖，立效。

人参　白术各八钱　北五味　甘草各三钱　干姜五分

姜三片，水煎，空心服。

（三十二）经来痢疾，或前或后

此症月水将临，伤食椒、姜、鸡肉热毒之物至五脏，变作痢疾，诸药无效，宜用甘连汤，三帖如神。

甘草五钱　川连姜炒，二钱　干姜一钱

水煎，不拘时服。

（三十三）经来大小便俱出

此症名曰蹉经，因食热汤过度多积而成，宜用五苓散解热毒，调其阴阳，即安。

猪苓　泽泻　白术　赤苓　川芎　阿胶炒　当归各一钱

水煎，空心服。

（三十四）经来咳嗽

此症喉中出血，乃肺燥金枯，即用茯苓汤去其咳嗽，须用鸡苏丸除根。

茯苓汤

茯苓　前胡　半夏　紫苏梗　枳实　陈皮　葛根各八分　当归　白芍　生地各一钱　人参　苏子各五分　甘草三分　桑皮六分

姜三片，空心煎服。

鸡苏丸

萝卜子九升　**川贝母**四两

共为末，蜜为丸（如桐子大），空心白滚水送五十丸。

（三十五）经来腹如鼓大

此症二三月不来，故大如鼓。人皆以为有孕，一日崩下血来，血胞内有物如虾子样，昏迷不知人事。若体胜者，只服十全大补汤方见十五症可愈；如形瘦体虚者，十死无生。

（三十六）经来小便出白虫

此症经来血内出白虫（如鸡肠大），满腹疼痛，治宜推虫于大便，先用追虫丸，后用建中汤补之。

追虫丸　此方必须认证的确，如口唇时红时白，呕恶腹痛，方是有虫；如口唇如常，腹不痛，慎勿乱服

麝香五钱　**槟榔**　**牵牛**　**续随子**　**甘遂**　**大戟**各五钱　**大黄**二两　**紫菀花**五钱

共为末，面糊丸（如桐子大），多少岁用多少丸，酒送下。

建中汤

黄芪　**肉桂**　**干姜**各五钱　**白芍**一两

共为末，滚水下。

（三十七）经来潮热，旬日不思饮食

此症经来胃气不开，故不思饮食。开胃为先，不必用别药，只用鸭血酒即安。将白鸭头顶上取血，冲酒服之；一云鸭舌尖上取血服之。

（三十八）女子经闭

夫室女月水初行，血海不知保养，并将冷水洗手，血见冷即凝，不出血海，以致经闭，面色青黄，遍身浮肿。若作水肿治之，不效；宜用通经散疏其血，消其肿。

通经散

三棱　莪术　赤芍　川芎　当归　紫菀花　刘寄奴各八分　穿山甲一片

米糊为丸，酒送下。

（三十九）经来吐蛔虫

此症经来寒热，四肢厥冷，大汗，吐蛔虫，痰气紧满，有死无生，可用使君子二十个，捶烂，火煨，茶送。

（四十）血山崩

若初起者，宜用十灰丸；崩久体虚者，宜鸡子汤；如小腹痛，用加味四物汤，服之愈方见第八症。

十灰丸

阿胶五钱　苎根　侧柏叶　棕榈　蕲艾　棉　绢　胎发各一团　百草霜　白茅根各一钱

各烧灰存性为末，白滚水送下。

鸡子汤

鸡子三个　葱三根　姜一两

共捣如泥，以麻油锅内炒热，入老酒，去渣，热服。

二、增补调经并气血块等症十症

（一）治经行腹痛

桃仁七粒，水泡，去皮、尖，研如泥　百草霜一钱，细研

无灰酒冲服。

（二）治经来作痛

老姜四两

捣汁，将姜渣入老酒二碗，锅内一蒸，取起入姜汁服，发汗立愈。

（三）治经行三四日不止

牛膝根入鸡腹内，甜酒煮吃；或红花煮酒，每临卧常

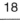

饮二三杯，效。

（四）治月经逆行，血从口鼻中出者

上好陈墨，水磨浓一小盏服之，其血立止；再以归尾、红花各三钱，水半盅，煎八分，空心温服，效。

（五）治妇人室女经脉不通神效方

大黄烧存性　生地各二钱

其为末，空心老酒调服。

（六）治妇人干血气滞调经丸

川大黄四两

为末，盐、醋熬成膏，丸如芡实大，每服一丸，酒化开，临卧服，大便利，红脉[1]自下，真仙方也；或加香附，便利，红脉自下，真仙方也。

又方　加童便浸炒香附末二两，入膏为丸（桐子大），热酒下四十丸。

又方　治妇人血块气痛甚者，爬床席十指出血。

用川锦纹大黄一斤作四分，四两酒煮七次，四两醋煮七次，四两童便煮七次，四两盐水煮七次，共晒干，合一处蒸之，如此蒸晒七次，为末用；当归、熟地各一两，拌

① 红脉：指月经。

煎浓汁一碗为丸（如桐子大），每遇心疼气痛，用小茴香（炒研）七分煎汤送下三十丸。有块者，一月之内下小小血粒，自此除根；不痛经，血不通，红花汤下。

（七）治血气血积血癖

用藕节、荷叶蒂各等分，为末，每服二钱七分，热酒调下；或煎服，不拘时，每日三服，大效。

（八）治妇人痃癖及血块等症神效

用獖猪[①]肝一具，可及十两者，以巴豆五十枚（去皮壳）入肝内，用盐、醋三碗煮肝极烂，去巴豆不用，入京三棱末，调和干湿得宜，丸如桐子大，每服五丸，食前温酒送下此方用巴豆须分寒热，如寒症，遇暖而安，遇寒即痛；热症，口渴作干，饮水，不可服此方。

（九）治妇人虚羸，有鬼胎癥块，经血不通

芫花根三两，炒黄色

为末，每服一钱，桃仁煎汤下。

（十）治妇女癥瘕并男女痞块诸药不效神方

冬青叶连枝三十斤，蓼花十五斤，同入铜锅内，用水

① 獖（fén 汾）猪：“獖”同“豮”，阉割过的猪。

二三桶，煎至半桶，捞去渣，再用微火熬成膏至半碗，取起稍冷，加狼毒末五钱、樟脑三钱、真麝香一钱，共研极细，入膏内搅匀，瓷瓶收储，用细青布摊贴。虽年深月久者，一贴即散，神效无比。至于流走污衣，洗之即去，勿以为嫌。但此药克伐，凡遇妇女，必确知真是癥瘕，乃可摊贴。若系胎孕，万勿轻用。

又方

只用冬青叶一味，捣烂，入酒糟，同炒热包患处，冷则易之，四次即愈。

又方

獖猪肝，见前。

三、血崩并赤白带下八症

（一）治血山崩秘授神方

寻白毛黑肉雄鸡一只，吊死，水泡去毛，并肠杂不用，将金樱子根洗净切片，入鸡肚内，酒煮熟，去药，将鸡、酒任意食之即愈。

（二）治血山崩屡试屡验方

熟地　当归　白芍　阿胶蛤粉炒　荆芥穗　地榆各一钱

川芎五分

水一碗，煎七分，空心服。

（三）治血山崩经验效方

当归　白术　生条芩　金钗石斛各二钱

加艾叶三片，水三碗，煎七分，服之神效。

（四）治血山崩秘方

火漆不拘多少，入无油锅熔化，炒黄黑色，候黑烟尽白烟起取出，研极细末，每服三钱，空心好酒调服，至重不过三服即愈（此方用漆须周身退麸皮，方可用得）。

（五）治血山崩简易方

核桃仁十五枚，烧灰存性，研末，作一服，空心温酒调服即止。

或生藕取汁，冲热酒服；或藕节七个煎汤服；或莲蓬煎汤服，俱效。

（六）治血山崩初起方

用五灵脂末半生半炒，每服二钱，温酒调下，能行血止血，极妙。

（七）治肝经有风血崩者即验神方

防风去芦，炙赤，为末，每服三钱，酒煮，白面汤空心服。

（八）治血崩晕倒忽然暴下，血流盈盆

看看至死，或时崩不断，即服千金止血散，立效。

贯众，检雌雄者一对（长者为雄，小而圆者为雌），共烧灰存性，研为细末，黄酒送下。

（九）治崩中赤白带下

用墓头回一把其草出河南，水、酒、童便各半盏，新红花一捻，煎七分，临卧服。近者一服，远者三服，其效如神。

（十）治赤白带下，年久黄瘦不愈，服之一觔[1]，止带成胎，并男子白浊神效方

荞麦粉一斤，炒黑为末，用鸡蛋清为丸（如桐子大），每服五十丸，空心淡盐汤或好酒下，晨夕二服。

（十一）治赤白带下不能成孕者，服收带丸神效方

香附四两　白芷二两　石硫黄入豆腐煮一昼夜，取硫黄

① 觔（jīn 今）：同“斤”。

一两

花椒，共为末，蜜丸桐子大，每服二粒，红米酒酿下，白滚水亦可。服此，经水调，带自止。

（十二）治赤白带神效方

棉花子炒焦存性，一两　**柏子**炒焦存性，三钱

共为细末，空心服三钱，黄酒调下。

（十三）治赤白带下，月经不行，不能育者

白矾　**蛇床子**各等分为末

醋糊丸（如弹子大），用绸包裹，线扎紧，留线头尺许引过笔管，送入玉户内三四寸，取出笔管，留线在外；定坐半日，俟热极，带线取出，等小便后再换一丸如前；送入良久，病囊随药而出，永除此患。

又方

鹿角

煅存性，为末，每用甜酒调服三钱。

（十四）治赤白带下

龟甲　**鳖甲**各醋炙，四两　**牡蛎**火煅，二两

共为末，醋糊为丸（如桐子大），早晚二次，温酒下三钱。

又方

赤者用红鸡冠花，白者用白鸡冠花，每早擂碎，冲甜酒去花饮酒忌用热酒。

（十五）治白带如神

风化石灰一两　白茯苓二两

共为细末，水丸如桐子大，每服三十丸，空心白滚汤下。

（十六）治白带神方

硫黄不拘多少，将豆腐剖中心，入硫黄在内，仍用豆腐盖好；用砂锅一口，底内以草铺好，置豆腐于草上，仍用草盖之；入水煮一日，频频添水，煮豆腐黑而止；取出硫黄，研为细末，再用白芍纸包，水浸湿，火煨，切片为末，各等分，一处和匀，水打面糊为丸（如桐子大）。每早空心服五分，好烧酒送下，服五日，即效。如未愈，每早再加五分，即效。

（十七）治血崩血淋神方

美人蕉一大片，锅内炒存性，为末，黄酒调服，立效。

四、种子五方

（一）庞夫人种子方

庞[1]夫人年三十九岁，无子，服此丸十四日，即有孕，后生九子，此方夫妇皆可食。

吴茱萸　白附子炒　**桂心　人参**各四钱　**陈皮　茯苓**各一钱　**五味子　石菖蒲**各四钱　**白芷　白蔹**各一两　**厚朴　当归**各三钱　**牛膝　细辛**各五钱　**乳香**二钱　**没药**八分

药十六味，择壬子日共合细末，炼蜜为丸（如细小豆大），每早空心服十五丸，温酒下，不可多服。经尽后三日，连进三服，交合必有孕；不必再服，恐双生也。

（二）妇人种子奇方

寻白毛乌骨鸡一只，要蓬头、绿耳、五爪者佳，生蛋取用一个，以艾五钱、陈黄酒一斤，煎滚五六次，将艾捞出；入前蛋一个，煮老去壳，用细银针刺孔七个，入酒内再煮，以老为度，连酒、蛋服之；如经前腹痛者，只饮酒，勿吃蛋。

以上酒、蛋须经前服之，调经活血、暖子宫，真秘验

① 庞：底本原作“厖”，同“庞”。

之奇方也。

（三）种子仙方

用鱼鳔一斤，切碎，以麦麸炒成珠，去麸；黑芝麻一斤，另炒，共为细末，将一半炼蜜为丸，一半米糊为丸。每早男、妇和匀，各服五钱，好酒送下。

（四）种子药酒方

核桃肉　黑小豆各八两　圆眼肉四两　当归一两　肉桂三钱　砂仁一两　生地一两　广木香五钱　枸杞一两　麦冬一两，去心　白酒浆　好烧酒各五斤

上药用绢袋盛之，用二酒入罐内，封固月余，随意饮之。

（五）丸药方

鱼鳔胶蛤粉炒，一斤　枸杞子去梗　当归　杜仲盐水炒　牛膝　沙苑蒺藜略炒　核桃肉各八两

共为细末，蜜丸如桐子大，空心白滚水下，每服三钱。

五、验胎并保胎转女为男法五方

（一）妇人经水不行已经三月者

用川芎为末，浓煎艾叶汤，空心调下二钱，觉腹内微动，则有胎也；脐之下动者，血瘕也；连服三次，全不动者，是血凝滞病也。

（二）治妇人经水过月不来，难明有孕无孕

好醋煎艾，服半盏后，腹中反痛是有孕，不痛是无孕。

（三）转女为男法

凡妇人始觉有孕，即取明雄黄一两，以绛[1]袋盛之，佩于身左，则生下必男，现有以佩小肚下验者。

（四）治妇人三四个月小产

服保胎丸，永不小产。

续断酒炒　杜仲盐水炒断丝，各半斤

共研末，益母草膏丸如绿豆大，每服三钱，空心黄酒下，红米汤亦可。

① 绛：同“缝”。

（五）妇人怀胎至三四个月必堕，不肯服药者

用四五年老母鸡煮汤，入红壳小黄米煮粥食之，不数次而胎安完固，至满月而生矣。

六、胎前三十八症

（一）胎前恶阻

其症胎前吐逆，不思饮食，腹内作痛，乃胎气不和，因而恶阻，用和气散去丁香、木香，一剂而安。

和气散

丁香　甘草各三分　木香　砂仁各五分　陈皮　紫苏梗　厚朴　小茴各八分　苍术四分

水煎，加益智、藿香，服。

（二）胎前潮热气痛

此症内受热毒，宜用五苓散，二三剂而安。

五苓散方

白术　茯苓　泽泻　猪苓　肉桂　黄芩各等分

水煎服。

（三）胎前发热

此症胎前小腹作痛，口燥喉干，乃受热过多，更伤生冷，阴阳不和，宜用草果汤。

川贝　白术　茯苓　青皮　柴胡　黄芩各八分　草果一个　甘草三分

水煎，空心服。

（四）胎儿攻心，不知人事

此因过食椒、姜、鸡肉热物积在胎中，更兼受热受饥，以致双足乱动不得安，宜用调中和气散，后用固胜丸通利，母子即安。

调中和气散

大黄　石膏各一钱　槟榔　枳壳　知母　川连　柴胡各三分　黄柏五分

水煎，空心服。

固胜丸　此丸治孕妇大便闭结不通，双足乱动者服之

江子去油壳，十枚　百草霜等分

共为末，米糊为丸，葱白汤下七丸此方过霸，不可乱用。

（五）胎前气紧

此症过食生冷，兼有风寒，肺经生痰，气紧，宜用紫

苏汤、安胎散。

紫苏汤

紫苏　苏梗　枳实　贝母　大腹皮　知母　当归　石膏各八分　甘草　北五味各三分

水煎，空心服。

安胎散

阿胶　人参　当归　生地各一钱　茯苓　小茴　八角各八分　川芎　甘草各五分

水煎，空心服。

（六）胎前咳嗽

苏子　麻黄　知母　苏梗各八分　杏仁　石膏　枳实各一钱　甘草　北五味各五分

水煎，空心服。

（七）胎前口鼻流血

此因伤热致血乱行，恐冲伤胎络，宜用衄血丸凉胎，不可用四物汤。

衄血丸

丹皮　白芍　黄芩　侧柏叶炒，各八分　蒲黄一钱，炒黑

共为末，米糊为丸，滚汤下。

（八）胎前泻痢

此因过食椒、姜、鸡肉热物入脾，大肠火燥，必变成痢也。初起一二日，用甘连汤，立效；如泻久，孕妇形瘦、精神少者，母子两亡，不能救也（方见月经[①]三十二症）。

（九）胎前漏红，来如经期，一月一至

此因胎漏，宜用小乌金丸，立效。

小乌金丸方

海金沙煅，三钱　僵蚕　川芎各五钱　苍术四钱　厚朴六钱　百草霜五分　防风　当归　小茴香各五分　侧柏叶五分

共为末，米糊为丸（如桐子大），滚水送下一百丸。

（十）胎前白带

此乃胎气虚弱之故，先用扁豆花（酒炒），服后用闭白丸。

闭白丸方

龙骨　牡蛎　海螵蛸　赤石脂各五钱

① 月经：底本作“经期”，据正文内容改，下同。

共煅为末，米糊为[1]丸（如桐子大），酒送一百丸。

（十一）胎前赤带漏红如猪血水不止

此症其妇精神短小，急用侧柏丸立效。

侧柏丸

侧柏叶　黄芩各四两

蜜丸桐子大，白汤送一百丸。

（十二）胎前气急咳嗽

此症气急动红，咳嗽不止，其红应月期而来，日午心热，人皆作痨症治，不效。宜先用逍遥散退热，后用紫菀汤止嗽而安二方见月经第四症。

（十三）胎前动红

此因食饱、跌伤、恶气，血破如流水不止，急用胶艾汤止其血，次用安胎散饮固其胎。但安胎散，强壮者初起三五日宜服；虚弱者，日久不治。胶艾汤方见月经二十六症，安胎散方见胎前第五症。

（十四）胎前小便不通

此症名为转脬[2]，用车前八珍汤。

---

① 为：底本无此字，据前后文改。

② 转脬（pāo 泡）：脐下急痛，小便不通之证。

白术　茯苓　甘草　当归　熟地各二钱　人参　川芎　白芍　车前子各一钱

水煎，空心服。

（十五）胎前大便不通

此亦名转脬，与前症小便不通同治之。

（十六）胎前小产

有孕三四个月而小产者，若不调治，恐再孕有失，宜用益母丸服之，万无一失。

益母丸方

益母草　当归各四两

蜜丸桐子大，每早白滚汤下三钱。

（十七）胎前怔忡

孕妇心常恍惚，遍身发热，乃气血虚弱，受孕不过，宜用朱砂汤。

朱砂研末　猪心一个

水一盂，煎调朱砂末服之，效。

（十八）胎前浮肿

此乃血气虚弱所致，忌用通利之药，恐伤胎也，宜用大腹皮汤。

大腹皮汤方

大腹皮　五味皮　青皮　陈皮各一钱

水煎，空心服。

（十九）胎前阴门肿痛

此乃胎不能运动所致，宜用安胎顺血散，此方见第五症，加诃子，水煎七分服。

（二十）胎前遍身酸懒

此症面色青黄，不思饮食，精神困倦，只因少血不胜，难养胎元，宜用四物汤。

当归　熟地各一钱　川芎　白芍各八分

水煎服。

（二十一）胎前下血

看其妇形胜者，三五日间急投安胎散；若形瘦虚汗出，四肢无力，面色成灰，乃病久矣，不必治也。

（二十二）胎前脚气

此乃下气虚弱，可用生血行气之剂，服乌药顺气散。

秦归五钱　川芎一钱　台乌钱半，炒　陈皮一钱　枳壳一钱　桔梗一钱　白芷一钱　麻黄八分　甘草五分

生姜点酒服。

（二十三）胎前中风

其症牙关紧闭，痰涎，不知人事，因多食生冷并风邪所致，先用黄蜡膏。

黄蜡　麻黄　枯矾各等分

为末，溶化搽牙关。

（二十四）胎前瘫痪

此症胎前手足不能动，乃胃里有痰凝住血气所致，宜用乌药顺气散出汗即效，方载二十二症。

（二十五）胎前腰痛

此症乃血脉荫胎，不能养肾，以致水枯而腰痛，宜服猪肾丸。

猪腰一个

入青盐二钱，焙干为末，蜜丸如桐子大，空心酒下五十丸即愈。

（二十六）胎前头痛

此因风邪入脑，阳气衰也，当用芎芷汤。

甘草五分　菊花　川芎　白芷　石膏　白芍　茯苓各一钱

姜三片，水煎服。

（二十七）胎前泄泻

此症有四治，春用平胃汤；夏用三和汤；秋用五苓散，减去肉桂，加滑石、甘草；冬用理中汤。

（二十八）胎前心痛

用十指散治之。

草果一个　元胡　没药各八分

酒煎服。

（二十九）胎前忽然倒地

此乃血少不能养胎，母无精神，承胎不住，头昏目暗，不须服药，饮食培补，自愈。

（三十）胎前大便虚急

此乃脾土燥，大肠涩阻，只宜理脾土，通大肠，不可用硝、黄，宜用一枳汤。

枳实二两

水煎，不拘时服。

（三十一）胎前遍身瘙痒

此因有风，不宜服药，用樟脑调白酒遍身搽之。

（三十二）胎前阴门痒甚

此因有孕，房事不节，阳气留蓄而作痒，宜用川芷汤。

川椒一两　白芷一两五钱

水煎服。

（三十三）胎前乳肿

此症名为内吹[①]，生寒作热，用皂角散，立安。

皂角一条，烧灰存性，研末，好酒送下。

（三十四）胎前喉痛

此因伤风，咽喉热痛，宜用升麻苏梗汤。

升麻　苏梗　甘草各八分　防风　元参各一钱

水煎服。

（三十五）胎前消渴

此因血少，三焦火胜而然，宜用四物汤加川柏、生地，或六味地黄丸亦可。

（三十六）胎前耳鸣

此肾虚也，宜用猪肾丸，空心酒下，七日立安。方见

① 内吹：孕妇乳房化脓性感染。

前二[1]十五症。

（三十七）胎前潮热不退

此症胎中发热，腹中作疼，孩儿十月满足，无妨；若七八个月潮热，母子难保。

（三十八）临产不生

此因水干，孩儿不下，可用益母散生其水，水泛船行。若生儿不下者，死。

益母散方

麝香一分　白芷　当归　滑石各一钱　益母草三钱　肉桂八分

水煎服。

七、增补胎前二十六症

（一）治胎漏如神

苎麻根（去黑皮）二两，洗净，捣碎，同米煮粥食之，屡验；如下黄水或如赤豆汁，加白银五两或银首饰用水煎服，并治胎动不安。

① 二：底本作“一”，据正文内容改。

（二）治一切漏胎，并下血不止、胎气不安或心腹痛

当归　川芎各五钱

酒煎，入童便一盏，一服见效。

（三）治胎将坠欲死者

怀生地酒炒，二两　砂仁一两

水、酒各一碗，煎一碗，分作二次服，立效如神。

（四）治胎动下血，腰痛腹痛，抢心困笃者

葱白十四根，煎浓汁饮之，未死，即安；已死，即出。未效，再服，或加川芎亦妙。

（五）治胎上攻心

葡萄煎汤饮之即下，根与藤叶亦可。

（六）治胎堕压脬不得小便，胀急危困者

用凳一条，搭门板一扇，令患妇仰面倒卧其上，头低脚高，其胎自上，小便即自出，真妙法也。

又方

令老妇人用香油涂手，自产门入，轻轻托起其胎，尿出如注，胀急顿消，妙不可言。

（七）护胎法

凡孕妇一切热病及内外诸症恐伤胎孕者，取灶心土为末，用井底泥调敷心下，即无患矣。

凡妇人生子，每患惊风，当于怀孕三月成形之时服五花汤，永除风患。

五花汤

土红花　靛青花　益母草花　桂花　净银花

以上五花，各阴时收取，阴干存储，每用花各五分，水煎，空心服，隔一二日再煎一服，如此四五次，能保生子永无惊风，神方也，不可轻视。加人参五分更妙，如无亦可。

（八）治孕妇从高堕地，腹痛不止

生地　益母草各一钱　**当归　黄芪**各一钱，炒

姜水煎服。

（九）治孕妇失堕以致腹痛下血，胎动不安者

砂仁去皮微炒为末，每服二钱，热酒或米汤下，觉胎热即安。

又方

佛手散服之，亦效如神。

（十）治一切堕伤动胎，腹痛下血

砂仁三两，于熨斗内炒熟去皮取仁为细末，每服三钱，热酒调下；或陈艾煎汤，加盐调服，俱效；或鱼胶切片，同鸽粪炒成珠，去粪取珠为末，酒调服三钱，俱效。

（十一）治孕妇儿在腹中啼者

取空屋内鼠穴中土一块，令孕妇含之即安。

（十二）治孕妇腹中儿哭

此因孕妇登高举臂，儿口中所含脐带上疙瘩脱落，故此作声。可令妇曲腰就地如拾物状，则疙瘩仍入儿口，即无患矣。

（十三）治孕妇心痛不可忍

盐一撮，炒红冲酒服。

（十四）治孕妇心腹猝痛不可忍者

失笑散服之，神效。

失笑散方

良姜　蒲黄　香附　灵脂

半生半炒，各等分为末，温酒调服。

（十五）治孕妇猝然心痛欲死

白术四钱　赤芍三钱　炒黄芩一钱

水煎服。

（十六）治孕妇下血不止

鹿角屑　当归各五钱

水三杯，煎杯半，顿服，两服即止。

（十七）治孕妇忽然心痛闷绝欲死者，谓之中恶

金银花藤叶，煎汤服之，立效。

（十八）治孕妇腰痛不可忍者

破故纸，瓦上炒香为末，空心先嚼核桃肉一个，令烂后，以温酒调药末三钱，服之自效。

（十九）治孕妇腰痛如折

大黑豆二合，炒香熟，以酒一碗，煮七分，去豆，空心顿服。或因闪挫，或因气滞，皆效。

（二十）治孕妇不得小便

滑石末，以车前草捣汁调敷脐下，水调亦可。

（二十一）治孕妇患淋小便热痛而数

地肤子（连茎叶）五钱

水四升，煮二升，分三次温服，或饮鲜汁亦可。

（二十二）治孕妇下痢赤白灰色，并泄泻腹痛垂危者

黑豆二十粒　甘草二寸，半生半炒　大罂粟壳五个，去顶筋，半生半炒

共为末，姜三片，水煎，空心服。

（二十三）治孕妇中风口噤[①]，言语不得

白术一两半　川独活一两　黑豆炒，一合

共合一处，水三升，煎一升半，去渣，分四次温服。口噤者，撬开灌之，得汗即愈。

（二十四）治胎前产后一切危急诸症

凡孕妇扑跌子死腹中，恶露妄行，疼痛不已，口噤欲绝，用佛手散探之。若子死腹中，立刻送下，腹痛即止，子母平安。

又治临产艰难，胞衣不下，及产后血晕，不省人事，状如中风，血崩，恶露不尽，腹中血刺绞痛，血滞浮肿，血入心经，语言颠倒，如见神鬼，血气相搏，身热头疼，似疟非疟，一切胎前产后危急狼狈垂死等症并皆治之。丹溪云：催生只用佛手散，最稳而效速。

① 噤：底本作“禁”，据文意改。

佛手散

秦归一两，酒洗　川芎七钱

各等分，剉作四服。每服先用水一杯，煎将干，入酒一杯半，煎五七沸，温服。口噤者，撬开灌之，约人行五里许；再灌一服。尽此四服，便立产，神效。如难产横倒，子死腹中，先用黑豆炒熟，入白水、童便各一盏，用药四钱煎服。

如胞衣五七日不下，人将垂死，及矮石女子交骨不开者，加龟板及生育过妇人头发，烧灰为末，各三钱，酒调服。产后血崩，加白芍。

（二十五）治妇人胎前产后中风俱效

古拜散

荆芥穗，焙燥为末，每服二钱，豆淋酒调服。

（二十六）治胎前吐血神效方

先服生地汤四帖，后用橄榄汤五六剂。

生地汤方

生地三两　百部四钱　阿胶四钱　白芍八钱　莲肉三钱　川贝六钱　条芩八钱　山豆根去老头一钱，用三钱

水煎服。

橄榄汤方

生地八钱　百部钱半　白芍　紫菀　元参　川贝各一钱　北五味九粒　山豆根八分　黄芩钱半　石莲六分

橄榄二枚为引，将药入罐内，水煎，纸盖不封，用小刀一把压之，只一人于净室中缄默不言，煽炉缓火而煎，煎好与病人面向东服。

八、产后门十五症（后附产后必要归芎丸方）

（一）产后血气痛，遍身发热

此症产后余血不尽，腹中作痛，当去其余血，其热自退，用红花散方，见月经六症。

（二）产后血尽作痛

此乃腹中虚痛，若有潮，亦是虚潮，用四物汤加茴香、乌药、乳香、木香、五灵脂、麦芽入内煎服。四物汤方见胎前二十症。

（三）产后恶血发热

此症内伤外感，宜服五积散，方见月经二十三症。

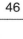

（四）产后咳嗽

此症产后伤风变咳嗽，宜用小青龙汤。

甘草　干姜各五分　五味子三分　杏仁钱半　半夏一钱

姜三片，水煎服。

（五）产后子宫突出

此症用鲤鱼烧灰存性，研末，清油调擦即愈。

（六）产后瘕痘突出

此症先用连翘散，后用黄蜡膏，立效，方见胎前二十三症。

连翘散方

连翘　黄芪　瓜蒌根　防风　山栀各一钱　甘草五分

每服三钱，水煎七分服。

（七）产后一月恶血重来

此因产后未满一月，夫妇交媾，摇动骨节，以致血崩不止，昏迷不知人事，急以金狗散治之。方见前月经门七症。

（八）产后气急

凡产后气急泄泻不止，烦热口干，乃外热内虚，必死之症，不必治，可用补中健脾之剂。

（九）凡产后舌黑如尘，口干无津液，乃肾欲绝

亦死症，不治。

（十）产后谵言

乃恶血攻心，上胜下虚，亦死症也。

（十一）产后吊阴

与月经第十七症同治即愈。

（十二）产后三四日瘀血停住作痛

凡产后瘀血疼痛，经流不止，必还有一子死在腹中未生，急服救母方。

益母草　艾心各一把　童便　麻油　老酒各一碗

以草、艾二味捣汁半茶碗，将童便等三味冲入二味，再加蜜五匙，调服。瘀血出，疼痛止，如有死儿，亦即出矣。

（十三）胎衣不下

此因身衰血少，以致干涩不出，宜用芎归汤。更宜审其妇，衣胞在胸膈者，难治；在小腹者，用破灵丹。如产妇面色青黄，口舌黑，指甲青者，此子死也。如子死腹中，肚腹必冷，用斩烂丹打下死胎，以救其母。若面色青黄，指甲红者，其子即生，不可用斩烂丹失录。

芎归汤

川芎　当归各二钱　益母草一把，取汁

和老酒，煎服。

破灵丹

红花一两　苏木五钱

生酒煎服。

（十四）分娩艰难，产下婴儿不哭若死者

脐带切莫剪断，宜用灯火缓缓烧断，阳气两补，自然母子俱活。

（十五）产后必要归芎丸

此方生产后煎服一帖，去败血，止腹痛，并除妇人一切杂症。

当归五钱　川芎　红花　山楂各二钱

水煎八分，产毕扶上床坐定，即与热服。凡孕妇临月，可即预备收瓷瓶内，勿走药气，则取用甚便，渣再煎，停一时服。

九、增补产后十九症

（一）妇人产后血晕

服黑龙丸，神效。

真琥珀、白茯苓等分为末，用黑豆一杯，炒焦，以黄酒淬入锅内去，入将酒调煎服灌之，立醒。

（二）治产后血晕，昏迷欲死者

急取韭菜根一大把，切碎，入小口罐内，用滚热酸醋泡之；将瓶口与病人鼻孔相对，使其气入患人鼻内，冲透经络，血行即活，神效。

（三）治产后气绝血晕，腹绞痛

用干艾、生姜各五钱，煎浓汤服之即效。

（四）治产后血气疼痛

益母草二两　归尾　川芎各二钱

清水煎，入童便、老酒各一小杯，温服。

（五）治产后血晕及中风，目下视，口角与目外嘴向上牵急，四肢强直，不省人事

用鸡蛋清，以荆芥末二三钱，童便一盏，酒、醋一盏

调服，良久即活，甚验。

（六）治产后五七日中风，咬定牙关，不省人事

桃仁一两　荆芥穗二两

共为末，每服三钱，水一杯，煎八分，温服，须臾便醒，即效。

（七）治产后血胀闷欲死者

苏木五两，煎浓汁服之，血行而愈，经验。

（八）治产后余血攻心或下血不止，面青身冷

刺鲜鸡血一盏饮之，二三服即效，羊血亦可。

（九）治产后恶血攻心或胞衣不下，腹中有血块

锦纹大黄一两，为末，好醋三斤，同熬成膏，丸桐子大。每服五丸，酒或醋半盏化下。

（十）治产后三日牙关紧急，眼目直视，四肢冰冷

用干姜（炒黑）五钱，水煎，入童便一盏，温服，立效。

（十一）治产后晕倒，不省人事，眼黑耳鸣或中风口吐涎沫，手足瘛疭

当归　川芎　荆芥穗各等分

水煎，入童便，温服。

（十二）治产后大便不通，膨胀气紧，坐卧不安

用麦芽一合为末，温酒调服，良久即通，神效。

（十三）治产后大小便不通将危者

熟地一两，水煎服，愈。

（十四）治产后下血

用百草霜三钱，好酒送下。

（十五）治产后阴门肿、下脱，肠出不收，玉门不闭

用石灰五升炒黄，将灰投入水内，候澄清，趁暖洗之，须臾即止，神效。

（十六）治产后阴门肿痛

用蛇床子二三两煎水，频洗即愈。

（十七）治产后阴门肿极不可忍者

用桃仁，不拘多少，泡，去皮、尖，研碎，入泥，涂上即愈。

（十八）治产后阴门痒极不可忍

用食盐一两，研末，涂之即愈。

（十九）治产后肠中作痒不可忍

用针线袋密安所卧褥下，勿令人知，箭镞亦可。

十、理产回生丹治产后二十三症①（附经闭经迟胎产下血）

川大黄一个，为末　红花三两，炒黄色，入醋酒一大壶，煮五六滚，去渣用汁　苏木三两，搥碎，用河水五碗，煎至三碗，去渣用汁　黑豆三斤，用河水五碗，煎至三碗，去渣用汁

先将大黄末、好陈米醋四碗搅匀，文武火熬膏，如此二次，方下前之三汁，一同均合；再以文武火熬成膏取起。若锅焦，另焙干为末，入后药在内。

熟地九蒸晒　川芎酒洗　元胡酒炒　香附童便浸，炒　苍术米泔浸，炒　茯苓　蒲黄炒　桃仁去皮　当归酒浸，各一两　三棱醋炒　牛膝醋洗　羌活酒洗　山萸酒洗净，去核　地榆　甘草　白芍酒炒　良姜　莪术醋炒　杏仁去油净，各五钱　人参　牛黄　白术炒　青皮去穰　木瓜各三钱　木香　沉香各二钱　乳香去油，一钱　乌药一两五钱　五灵脂酒淘，

① 二十三症：底本目录中为“二十症”，今据文中实际改为“二十三症”。

炒，五钱

上药共为细末，以大黄膏捣为丸（如弹子大），每服一丸，热酒化下，通口服，恐冷则凝住，不能行耳。

产后头痛，身热有汗为伤风，加桂枝末三分，葱姜汤送下服。

产后头痛，身热无汗为伤寒，加麻黄末三分，葱姜汤送下服。

产后无乳，加花粉末、黄连末、归尾末、穿山甲末各三分，热酒化下，不拘时服；令产母自揉乳头十余次。

此丹胎前亦有可治之症，但产后更收全功，将产后之症开列于后：

（一）子死腹中

孕妇染病六七日，经传脏腑，热极，以致子死腹中，坠于脐下，不得分娩，命在须臾，急以此丹服之，三丸即下。

（二）难产

缘胎气已成，子食母血，临月足，余血成块，呼为儿枕。临产之时，儿枕先破，及将生时，枕破之血包裹其子，以致难产。若服此丹，逐出败血，须臾自生。其横生、逆生可同治之。

（三）胎衣不下

分娩既讫，母受其寒，产后血入胎衣中，胀满不下，令人闷胀，饮食不进，急服此丹，逐出衣中恶血，其衣自下。

（四）产后血晕

时常眼花见黑者，产后血气未定，还走五脏，奔克于肝。医人不识，呼为胎气，急服此丹即愈。

（五）产后口干心闷

生产三二日后，血气未定，或食面物，面与血结；或聚于心，是以烦渴。不识者，呼为胸膈臃闷，服此丹，百无一失。

（六）产后寒热似疟

产后虚羸，血入于脾胃，则寒热口渴。医人不识，误作疟治，此丹可治。

（七）产后四肢浮肿

败血入五脏，传满四肢，不能动运，以致浮肿。不知者，呼为水肿。凡气闭而小便涩，血肿而四肢寒，先服此丹，去其败血，后用利水行气药即愈。

（八）产后血邪如见鬼神，言语癫狂

产后败血，热极冲心，以致烦燥，言语癫狂。医人不察，呼为邪风，此大误也，急服此丹即愈。

（九）产后失声不语

人心有七孔，因产后败血冲心，流入孔中，为血所闭，以致失声不语。医人不知，呼为脱音、失声，宜服此丹。

（十）产后泻痢腹痛

产妇未满一月，误食生冷硬酸之物，与血相传，流入大肠，不能克化，或带脓血，或里急后重，以致肠痛不安，服此即愈。

（十一）产后百节酸痛

医人不知，呼为湿症，误服别药无效，即服此丹三五丸，去其瘀血，疏通即愈。

（十二）产后小肠胀，尿血如鸡肝

产后调理失宜，欲饮食而不得，兼以怒气所致。余血流入小肠，闭郤[1]水道，是以小便涩结似鸡肝；流入大肠，

① 郤（xì 细）：同“隙”。

闭却肛门，以致大便涩难。医人不知，呼为五脏淋漓，损伤心肝，以致瘀血成块，形似鸡肝。殊不知，败血流入大肠而致，服此丹三丸，立效。

（十三）产后下血如山崩

产后恶露未尽，因误食酸咸冷热之物，以致变为血崩、血漏，色如肝样，浑身潮热，背膊拘急，胸腹烦闷。不知者，以为崩下，但妇人癸水将至，暴下不止，行期过度，故曰崩漏。产后血气正行，失于保养，以成此疾，急服此丹三四丸即愈。

（十四）产后胸膈气满，呕逆不定

产后血停于脾胃，心气相冲不安，胸膈胀满呕吐偏多。医人不知，呼为翻胃，不知胃口不受饮食，故曰翻胃。若产妇血停于脾，心气相冲而为呕逆，如何谓之翻胃？服此丹二三丸可愈。

（十五）产后咳嗽

寒热往来，心烦口干，睡梦多惊，体虚无力，名曰血闭。腹痛面黄，此最难治也。变为骨蒸，治宜仔细。若服此丹不效，虽卢、扁不能救矣。

（十六）产后喉中如蝉鸣

败血冲遏于心，转入肺内，气血结块，喉中作声如蝉鸣，闻之以为怪。产后得此，十难救一，服此丹一丸，或可痊愈。

（十七）产后面黄口干，鼻内流血，遍身黑点绕顶者

产后恶露散入五脏六腑，满溢流于肌肤，散于四肢，热结传送不通，此症甚危，十无一生，急以此丹服之，可保无虞。

（十八）产后腰痛如角弓者

产后百日方脱产禁，今止半月贪食快口之物，以致烦热不安，经未调治，亏损疼痛，服此丹可以求救。

（十九）产后小便短涩，大便不通

大肠血少，燥热所结，小便淋漓，乍寒乍热，汗常不脱，如醉如痴，眼花，皆属虚症，此丹服之，无危。

（二十）产后咳嗽不止

加人参三分　五味三粒　紫苏叶三片

甜酒一杯，煎七分，送丹一丸。

（二十一）室女经闭不通

夫室女与妇人不同，经藏于胞络，渐入子宫，至十二三岁出现，始知人道。苟因或喜或怒，寒温失宜，以致血结不行，且宫中癸水不行，如地之阴而干涸也。室女身中亦就是先天，“天一生水，地六成之”。先服四物汤三剂，使癸水生宫中；然后以回生丹引道而疏通之，佳。

蓬术末[①]二分，赤芍末二分，花粉末五分，姜黄末五分，醋酒煎服；再服回生丹，如是则水火既济，何虑其不通哉？切勿信作瘵[②]治。诗云：经阴何事月经逢，贪食酸咸误损人。饮食当风凉快处，致其血海凝宫中。华池不开三焦热，咽气喉中心腹疼。神功自有回生药，一服能消百病根。

（二十二）月经后来

用回生丹，酒化下即愈，一切生冷酸咸之物宜忌，则百无一失，其效如神。

（二十三）胎前产后下血

诗曰：胎妇胎痛原来医，四物汤凑理黄芪。艾叶阿胶

① 蓬术末：底本作“蓬木末”，今据文意校勘。

② 瘵（zhài 寨）：多指痨病。

兼熟地，川芎当归白芷齐。香附更兼紫苏叶，水煎一服更相宜。世人识得元中妙，夫妇和谐子息滋。

此方神效。

十一、难产十三症（附死胎并胞衣不下）

（一）治妇人分娩，并小产死去者奇验方

按：产后多因身体虚弱，去血过多，接气不来，故此晕死不察，其理以为真毙，弃而不救，以致误死。须按产妇心胸，有暖气可救。用鲜益母草、艾叶，不拘多少，二味采来捣汁，无鲜者即干亦可，须煎汁半酒杯或半茶杯，加童便一酒杯和匀，趁热扶起，用尖刀撬开牙关灌之，即时复苏，随服扶元神药。

扶元神药方

益母草　艾心各十二枚，各长二寸　老酒一碗　黑豆一杯　未生蛋鸡一只，去净毛并肠物，勿令下水

入上四味在内，用麻缚住，入瓦罐内，以水一碗半，上用瓦钵盖之，锅内重汤熬熟。先将鸡内酒饮之，然后食肉，连汤吃尽，如此连食三四只，补回元神，即如旧矣。

若产妇身浮肿，服之立消，百发百中，功难尽述。

（二）治横生逆产，并治死胎胞衣不下

蓖麻子三十粒，研烂，去壳

于产妇头顶上薙[1]发少许涂之，须臾觉腹中提上，即除去；再于足心涂之，自然顺生，生下即去药，迟则肠出不收。如胞衣不下，只贴足心即下。

（三）治难产或横或逆或血海干涸，以致胎死不下，惶惶无措，死在须臾者

急用皮硝二钱，壮者三钱；若寒天，可加大附子（去皮、脐），用二三钱，老酒半杯，童便半杯，入皮硝，煎一二沸，温服，立下，百发百中。

（四）治横生逆产手足先出者

其症孕妇欲产时，腹痛不肯舒伸行走，并屈膝眠卧，致儿身不得转，或才转而未顺，用力逼之也。若手先露，急令产母仰卧，用细针刺儿手足一二分，深刺三四针，以盐涂之，香油抹之，轻轻送入，儿受痛惊转一缩，即正生矣。或足先下，即以盐涂儿足底，搔令知痒，并以盐摩产母腹上，即顺生矣。不可任其久下不送，不可妄用催生方

① 薙（tì 涕）：同“剃”。

药，且手足出非药可治；又切勿听凶妇用刀割儿手足，致死腹中，乱搅母腹矣。

（五）治横生逆产手足先见者

柘树皮不拘多少，用水七八碗，锅内煮熟，连饮二碗。少顷不动，又进一碗；少顷，又进连四五碗，其胎因药气提上，自然转身顺下矣。先与产母说明有此好药，绝无为害，不必心慌。

黑神散

（六）治横生逆产，并胎前、产后虚损，月水不止崩漏等症

百草霜　白芷

勿见火，共为末，每服二钱，以童便、米醋和如膏，加滚汤调服，或童便、酒浸煎，连进二服，血见黑即止。此药能涸血，又免血涸，甚妙。

（七）治盘肠生

临产肠先出，然后儿生，其肠不收，甚为危急。用醋半盏、新汲水七分调匀，噀[①]生母面，每噀一缩，三噀尽收，真良方也。

① 噀（xùn 迅）：含在口中而喷出。

又方

伏龙肝为末，即灶心土，温酒涂顶上，立效。

（八）治临产破水，三五日不下，将死未绝者

大鱼鳔三寸，香油浸过，灯上烧之，滴下油入酒中，其灰研末，用酒调服，立下。

（九）治胎死不下，指甲青，舌青，胀闷，口中作粪臭

苍术米泔水浸，炒　厚朴姜汁炒　陈皮各一钱　灵草五分

用老酒同水各一杯，入朴硝五钱，温服三五服，其胎化血而下，屡验。

（十）治胎死不出，胞衣不下

用黑豆三合，洗净，炒香熟，入醋一大碗，煎五六滚，去豆取汁，分作三四次服之，再以热手顺摩小腹，其胞即下，胎即出，真仙方也。

（十一）治胎衣不下

一妇人胞衣不下，胸腹胀痛，手不敢近，用热酒下失笑散三钱，恶露、胞衣俱下。

（十二）治胞衣不下，腹中胀急

此即下，迟则不救。

牛膝　川芎　朴硝　蒲黄净末，各六钱　当归三钱　桂心一钱

共为末，每服五钱，姜三片，生地三分，水煎冲服。

又方

用冷水入醋少许，噀产妇面，神效。

（十三）治胎死腹中

芒硝二钱，童便调服，立下。有一猫，孕五子，已生一子，四子死在腹中，用此灌之即下，立效。

又方

鹿角烧灰存性为末，老酒冲服三钱，即下。

又方

鸡蛋三个，去黄取清，入醋少许，搅匀，含口中即下，或嚼葱白即下。

十二、催生二症

（一）催生保全子母神效方

全归一钱，酒洗　川羌活五分　川芎钱半　贝母去心，二钱　白芍酒炒，一钱二分，冬月用一钱　厚朴姜汁炒，七分

生黄芪八分　**甘草**五分　**荆芥穗**八分　**枳壳**面炒，六分　**蕲艾**醋炒，七分　**菟丝子**酒泡，晒干捻净，二钱五分

引用姜三片，水二盏，煎八分，渣煎六分。预服者，空心服；临产者，随时服。以上照方逐件炮制，称准分两，无不奇效。

上方专治一切胎产未产者，能安临产者、催生；如有怀孕伤损，不拘月数及腰腹疼痛，服之即愈。其有见红势欲小产者，危急之际，一服立愈，再服全安。如有足月而交骨不开，横生逆产或婴儿死于腹中者，此药服之，立刻即下，每服不过二剂。此方异人传授，因见收生妇人[①]每每用刀割取，致伤产妇，传此经验奇方，济人无量，无不奇效。

（二）催生易产方

黄蜀葵子焙干为末，热酒调下二钱，如无子花，亦可。死胎不下，红花煎酒调服。若胎漏血干、难产痛极者，并进三服，良久胎中气宽，胎滑即生，须见正产，方可服之。

又方

寻路旧草鞋一枚，取梁上旧绳一条，洗净，烧灰存

① 收生妇人：指接生婆。

性，童便和酒调服三钱，单用酒调亦可，屡试有效，奇方也。

又方

用上好蜂蜜调百沸汤服之，立产。如胞衣不下，仍前服之即下。

又方

鱼鳔七寸，用香油炒焦为末，酒调下三钱，神效。

一方

鲜益母草捣汁，七合煎至一半，顿服，立下；如无新草，煎陈草汤服之亦下死胎；如有益母草膏，更妙。

一方

用活雄鼠肾一对，加麝香三分，捣烂作三丸，朱砂为衣，滚汤送下，少时即下，其药丸在男左女右手中捻出。

一方

用鼠肾一对，朱砂、麝香各一分半，共捣烂，为一丸，白滚汤吞下即生，不可入妇人手，一丸可用二次。

一方

用乳香同前丸服，俱效。

一方

取高墙上蛇蜕一条，头向下者，焙干为末，加麝香三厘，以乳调膏贴脐眼即下，将膏即去，不可久贴。

一方

蛇蜕（火煅为末）五分、巴豆一粒、蓖麻子三粒、麝香一分，同捶饼，临产贴脐上即下，并治死胎。

一方

蝉蜕、蛇蜕[1]、小儿头发各等分，烧灰存性为末，每用五分，黄酒调服，立下。

一方

取东向槐条三根，当腹痛紧时，折来交产妇两手紧紧捻住，即下。

十三、妇人阴户八症

（一）治妇人阴肿如石，痛不可忍，二便不利

用枳实、陈皮各四两，炒令香熟，以绢袋盛之，周身上下及阴肿处频频熨之，冷则又换，至喉中觉枳实气，则痛止肿消，二便俱利矣。或单用枳实一味，炒熨亦可。

（二）治妇人阴硬，痛不可忍

用丝绢烧灰为末，调青鱼胆，以鸭毛蘸搽，自愈。无

① 蜕：底本作“脱”，今据文意校勘。

青鱼，鲫鱼亦可。

（三）治妇人阴翻出，流黄水

棉兰烧灰为末，酒调，鸭毛搽之即愈。

（四）治妇人阴肿作痒

煮蒜汤洗之，盐搽亦可；或杏仁烧灰，绵裹，纳阴户中，效；或猪肝烧熟，乘热纳阴户中，俱效。

（五）治妇人阴痒难忍

蛇床子　白矾

二味煎汤洗之即愈。

（六）治阴户生疮，痛痒难忍

此因欲事烦多，损其真阴之气故也，以硫黄同白矾泡汤洗之三五次，后再用杏仁烧灰，麻油调搽即愈。

（七）治妇人阴疮

用枯矾、五味子、皂角等分，共烧灰为末搽之；或桃叶捣烂，绵裹，纳入阴户中，亦效；或搽鲫鱼胆杀虫止痛，亦效。

又方

杏仁不拘多少，烧灰存性，加麝香少许，为细末。如疮口深，用绢袋满盛药，扎口，炙热塞在阴户，立愈。

（八）治妇人阴挺出下脱方

蛇床子五两　乌梅十四个

水五升，去渣，煎热洗之。每日夜三五次，极妙。

十四、乳门十七症

（一）治妇人产后无乳

服涌泉丸，神效。

漏芦　花粉各一两　穿山甲炒黑，五钱　当归三两　川芎五钱　白芍酒炒，一两五钱　人参一钱　生地一两五钱

共为末，炼蜜丸如桐子大，每服三丸，早晚黄酒下。

涌泉汤方

（二）治无乳

王不留行三钱　穿山甲二钱，炒焦　归身　花粉各钱半　木通　灵草各一钱

共研末，用猪蹏①汤一杯调服，其乳立通。

① 蹏（tí 提）：同“蹄”。

（三）治乳少

通根草捶碎，三两　猪蹄二枚

共煮烂，去药，饮酒吃蹄，外用葱汤洗乳即效。又盐炒芝麻，常食亦效。

（四）治乳不通

屋上瓦松　牛膝　归尾各等分

焙存性为末，好酒调服，日进三五次，即通。

又方

老丝瓜　莲子等分

烧存性为末，酒送，出汗亦效。

（五）治妇人奶花

葛根　地瓜根等分

共为末，米泔水洗净搽之，即效。

（六）治乳吹无乳者

红枣（去核）七枚，每枚入鼠屎一粒，烧灰存性为末，入麝香一厘，温酒调服。

（七）治吹乳肿痛

生半夏一个，同葱白捣为丸，用线裹。如患在左乳则塞右鼻，患右乳则塞左鼻，一夜即消，极效。

（八）治奶吹奶结经验方

瓜蒌一个，碎　荆芥　花粉　银花各一钱　当归二钱　甘草八分

黄酒、水各一碗，共煎一碗，温服。

（九）治奶风并奶上各症

用羊角一个，煅存性研末，酒冲服，立效。

（十）治乳痛未结即散，已结即溃，极痛不可忍者

服之止痛，因小儿吹乳变成斯疾者并治。

陈皮去白、干面炒黄为末一两，麝香一分，研匀，酒调下二钱，盖被出汗即愈。

瓜蒌散

（十一）治乳痛已成化脓为水，未成即治

治乳之方最多，惟此极效，并治瘰疬疮毒，一切痈疽肿毒。

瓜蒌连子二个，同研细　生粉草　当归各五钱　乳香　没药各一钱

老酒三碗，煎二碗，分三次服，仍以渣敷患处。

（十二）治一切乳吹乳痛验方

用葫芦巴五钱，入羊肠内煮烂，对中切开倒出，再用

净水煎汤服之，立效如神。

（十三）治乳痈溃烂经年不愈，将见脏腑，只有一膜

鼠粪（以光者佳）、土楝子（经霜者佳，川楝不可用）、露蜂房各三钱，俱煅存性，研净末，和匀，每服三钱，酒下。间两日用一服，其痛即止，不数日，脓尽即生肌收口，神效。

（十四）治乳痈乳吹登时立消

用葱连根捣烂厚敷患处，以瓦器盛火熨葱，使蒸热出汗，即愈。

又方

韭菜地蚯蚓粪一钱、葱子一钱，共为末，米醋调敷，干则易之，愈为度。

（十五）治乳头破裂

捡秋茄子裂开者阴干，烧存性为末，水调敷之，立愈。

（十六）治妇人乳头生疮，汗出疼痛不可忍者

鹿角三钱　甘草一分

共为末，以鸡蛋黄和之入铜器内，于温处炙热敷之。每日两次，神效。

（十七）治乳痈初起

芝麻炒黑为末，调油并灯内宿油调敷，立效。

十五、妇人肠肚生痈足指生疮三方

（一）妇人内毒

腹痛如刀割，每痛至死，不敢着手，六脉洪数，此肠痈毒也。用：

穿山甲土炒，研　白芷　贝母去心　僵蚕　大黄等分

水煎服，打下脓血，自小便中出即愈，忌煎炒热物。

（二）治肠痈肚痈一切诸症

木瓜　白芷　金银花　羌活　连翘　苍术　甘草节各一钱　生地　贝母　牛膝　荆芥各二钱　当归五钱

好黄酒空心煎服。

（三）治妇人足指生疮久而不愈者

用男子头垢泥和桐油敷之，即效。

参考文献

[1] 竹林寺僧.妇科秘方[M].王德峻重刻本，1826（清道光丙戌年）.

[2] 竹林寺僧.妇科秘方[M].重刊本，1829（清道光乙丑年）.

[3] 竹林寺僧.妇科秘方・胎产达生篇[M].梅氏续刻本，1830（清道光庚寅年）.

[4] 竹林寺僧.妇科秘方・胎产达生篇[M].梅氏续刻本重刊本，1861（清咸丰辛酉年）.

[5] 竹林寺僧.妇科秘方・胎产达生篇[M].杜文澜、勒方锜辑刻本，1866（清同治丙寅年）.

[6] 竹林寺僧.妇科秘方（影印本）[M].北京：中国书店，1987.

[7] 浙江省中医药研究所.萧山竹林寺妇科秘方考[M].上海：上海科学技术出版社，1959.

[8] 卜俊成.《妇科辨解备要》校注[M].太原：山西科学技术出版社，2022.

校注者简介

卜俊成，男，河南鄢陵人，主任记者，中国诗歌学会会员、河南省作家协会会员、河南诗词学会会员、河南省青年新闻工作者协会副秘书长，毕业于河南中医药大学，致力于中医医史文献和中医药文化的研究与传播，著及合著出版有《中原杏林咏》《〈援生四书〉校注》《〈白云阁本伤寒杂病论〉校注》《〈妇科辨解备要〉校注》《〈经方实验录（全本）〉校注》《〈经方例释〉校注》《〈传信尤易方〉校注》《〈医学指南〉校注》《〈女科切要〉校注》《〈儿科醒〉校注》；另担任《地方志医药文献辑校·河南医著诗赋碑记疫病卷》、“中医药非物质文化遗产抢救出版丛书”副主编；有新闻作品获河南新闻奖一等奖3项，二等奖1项，三等奖2项，入选2017年、2020年、2021年《中国出版年鉴》和2020年《中国新闻年鉴》；已在国家级核心期刊等发表学术论文18篇；诗文入选《2018年河南文学作品选·诗歌卷》《2021年河南文学作品选·诗歌卷》等多个选本，散见于《大河诗歌》《大观》《广东文学》《牡丹》《参花》《快乐阅读》《中州诗词》《诗词月刊》《诗词世界》《诗词家》等近百家报刊。

婦科秘方

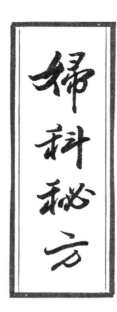

序

漢書藝文志載婦人嬰兒方十九卷此婦科專書所由昉矣唐書藝文志載楊氏產乳集驗方三卷此產科專書所由昉矣金匱要畧中治婦人之方嘗別錄單行千金要方列婦人妊娠於首無非以廣生達生爲重而已婦科秘方一書蕭山竹林寺老僧傳諸異人夏晴嵐少府借錄於還俗僧范某而西湖春崖氏刻於雲南者也胎產護生篇一書淮南李小有長科得前明漳州顏壯其茂猷所序四明卜氏所傳產家要訣益以家藏良方

復請程還九及當湖陸予綿錫禧京口何繼充何嗣充毘陵楊季衡敬鳳爲之參定而清源林恕菴秀于東長泰先後刻之者也道光己丑庚寅間梅氏合刻此二書並增補數十方於婦科秘方之內咸豐辛酉其板重刊而流播未廣勒少仲方伯與文瀾購得是書喜其詳贍分明便於檢閱因復授梓以廣其傳剞劂告成爰檃括舊序之要語以誌緣起俾閱者咸知功效久著惠濟良多庶幾宇內風行引仁術於勿替焉

同治丙寅孟夏秀水杜文瀾序

婦科秘方目錄

一症月經前期

其症經前血來 如膽水五心作熱小腹腰痛面色痿黃不思飲食 乃氣虛也先用黃芩散退其煩熱後用調經丸次 月色勝而愈

黃芩散

黃芩六分 川芎八分 當歸 白芍 蒼术各一錢 甘草三分 知母 花粉各五分

水一碗煎七分溫服

調經丸

三稜　莪朮　白芍　生地各一錢　元胡　茯苓各一兩　川芎八分　小茴八分　八角八分　烏藥八分　熟地一錢　砂仁五分　香附一兩二錢　秦歸一錢

共爲細末米糊爲丸如桐子大不拘時酒下一百丸

二症月經後期

其症經來如屋漏水頭昏目暗小便作痛更兼白帶喉中臭如魚腥惡心吐逆先用理經四物湯次用內補當歸丸次月卽愈

理經四物湯

川芎　生地　白术　柴胡　當歸　香附　元胡各一錢　白芍　三稜各八分　黃芩八分

水一碗煎七分臨卧服如有白帶加小茴一錢

內補當歸丸

當歸　川斷　萸肉　蒲黃炒黑　白芷　厚樸　茯苓　蓯蓉各一兩　阿膠一兩　甘草　乾薑各五錢　川芎八錢　熟地一兩五錢　製附子三錢

共爲末煉蜜爲丸如桐子大空心酒下八十丸

三症經來或前或後

此症因脾土不勝不思飲食由此血衰經水或在後次月飲食多進經水又在前不須調經只宜理脾脾土勝血旺氣勻自然經水應期當服紫金丸

紫金丸

陳皮五錢 紅豆六錢 良薑 莪术 烏藥各八錢 檳榔六錢 枳殼八錢 砂仁六錢 三稜一兩

共爲細末米糊爲丸如桐子大食後米湯送一百丸或加小茴六錢香附四兩酒醋各二兩

製服

四症血虛發熱

此症因婦人性急於行經時房事觸傷脇中結一塊如雞子大在左右兩脇月水不行五心發熱目暗頭昏咳嗽生痰先用逍遥散止其熱次用紫菀湯止其嗽若過半年則无救矣

逍遥散

秦歸　白术各八分　地骨皮一錢　柴胡八分　黄芩六分　薄荷四分　膽草五分　石蓮肉一箇　花粉八分　白芍八分

水煎七分空心服

紫菀湯

阿膠炒研八分衝服 北五味五分 貝母去心 紫菀去壳 蘇子炒研八分

杏仁去皮尖一錢五分 桑白皮蜜炙一錢 知母炒一錢 枳實一錢 桔梗八分 款冬花六分

水一碗煎七分臨卧服

五症經閉發熱

此症因行經時及產後食生冷水果等物所致蓋血見水則凝滯初起三日生寒作熱五心煩熱脾土

不勝若半年一載不治變作骨蒸子午發熱潮熱肌肉削瘦泄瀉不止恐難保矣須照前症逍遥散紫菀湯治之倘病入重甚用鴉片三釐調甘草湯送下有起死回生之功方見前

六症經行氣痛

此症經來一半氣虚作瀉乃血未盡腹中作痛變發潮熱或竟亦不發熱當用紅花散破其餘血則熱止痛安

紅花散

紅花炒 牛膝 當歸 蘇木各一錢 三稜八分 莪术八分

枳殼六分 赤芍八分 川芎五分

水煎服

七症經來不止

此症經來或半月或十日不止乃血熱妄行當審其婦曾吃椒薑熱物過度是爲實症用金狗散治之

金狗散

川斷 地榆 阿膠珠炒成 白芷 金毛狗脊各一錢

白芍 川芎 黃芩炒各一錢 熟地二錢

水煎服一帖

八症經來如黃水

此症乃虛症不可服涼藥用加味四物湯以暖其經和其血次月血勝而愈

加味四物湯

川芎　當歸　烏藥　元胡各一錢　白芍　小茴炒各八分　熟地二錢

薑三片棗二枚水一碗煎七分空心服

九症經來如綠水

此症全無血色乃大虛大冷不可用涼藥用烏雞丸服至半月非但病愈而且有孕矣

烏雞丸

天雄 附子 當歸各三錢 鹿茸 山藥 蓯蓉

肉桂 茯苓各一兩 蒲黃炒黑 白芍 萸肉各一兩 熟地五錢 川芎五錢 烏雞肉酒蒸三兩

共爲末米糊爲丸如桐子大空心酒下一百丸

十症經來白色

此症竟無血色五心煩熱小便作痛面色青黃乃血

氣虛也亦宜用烏雞丸服之若服半月定然有孕

十一症經水成塊葱白色又如猪血黑色

此症頭昏目暗唇淋乃虛症也切勿用凉藥急宜用內補當歸丸方見第二症

十二症經來臭如夏月之腐

此係身衰血弱更傷熱物所致舊血少新血不接則臭如夏月之腐譬如溝渠積久無雨則臭也宜用龍骨丸立效

龍骨丸

龍骨　螵蛸　牡蠣　生地各一錢　當歸　川芎

茯苓各八分　黃芩六分　白芍八分

煉蜜爲丸如彈子大空心酒下一丸

十三症經來不止如魚腦髓

此症兩足疼痛不能動履乃下元虛冷更兼風邪所致宜用甦風止痛散

天麻　僵蠶　烏藥　牛膝各一錢　石南藤　獨活

紫荆皮　當歸　乳香各一錢　川芎五分　骨碎補一錢研

薑三片葱二根水煎服

十四症經來如牛膜片

此症經來不止兼如牛膜片色樣昏倒在地乃氣結成也其症雖驚其人無事用硃雄丸立效

硃砂二錢 茯苓一兩

共爲末水和爲丸如梧桐子大薑湯送下五十丸

十五症經來下血胞

此症經來不止或下血胞三五個如雞子大似絮用刀割開似石榴子其婦昏迷不省人事服十全大

補湯三五劑立愈

川芎 白芍 人參 茯苓各八分 當歸 白朮

黃耆各一錢 肉桂五分 熟地二錢 甘草五分

薑三片棗三枚水一碗煎七分空心服立效

十六症經來痛如刀割

此乃血門不通人皆用八珍散我用牛膝湯一劑有功

牛膝三錢 乳香二錢 麝香一錢

水一碗半入牛膝煎至一碗臨服入乳香麝香

於空心服一帖即愈如火症用硃砂六一散

十七症經來吊陰痛不可忍

此症有筋二條從陰吊至乳上疼痛身上發熱宜川楝湯二帖立愈

猪苓 澤瀉 白朮 小茴炒 大茴炒 烏藥 川楝子 延胡 乳香各一錢 木香 麻黃 檳榔各五分 薑葱水一碗煎熱服汗發立效

十八症經來未盡潮熱氣痛

此症經來一半覺口燥小便痛徧身潮熱頭痛皆因

傷食并食冷物血滯不能行有淤血在內不可用補只宜涼藥若痛用莪术散

莪术　三稜　紅花　牛膝　蘇子各一錢

水一碗煎七分空心服

十九症經來盡作痛

此症手足麻木乃腹中虛冷氣血衰甚用四物湯立效

人參　川芎各一錢　當歸一錢　杭芍一錢酒炒

薑三片棗二枚水煎服

二十症經來小腹結成一塊如皂角一條橫過疼痛

此症不思飲食面色青黃急用元胡散治之半月其塊卽消

元胡散

元胡四錢　髮灰三錢

共爲末酒調服

二十一症經來脇氣痛如痞一塊在脇內其血淡黃色

此症宜治塊爲先用四物元胡湯立愈

四物元胡湯

川芎　當歸　白芍各八分　熟地一錢五分　沉香三分　元胡一錢二分

加薑三片水煎服或用

當歸　川芎　元胡　白芍各四錢　沉香三錢

分作四劑水煎服或爲末老酒送下亦可

二十二症經來徧身疼痛

此症經來二三日疼痛徧身者乃寒邪入骨或熱或

不熱宜解表以烏藥順氣散發汗而安

烏藥　僵蠶　白芷　陳皮　枳殻各八分　炮薑

甘草各五分　麻黃四分

薑三片葱一根水煎服

二十三症觸經傷寒

此症經來忽然誤食生冷偏身潮熱痰氣緊滿惡寒四肢厥冷乃觸經傷寒急投五積散立效

厚樸　陳皮　茯苓　白芷　枳殼各八分　川芎五分　半夏　香附各一錢　蒼朮　柴胡各四分　乾薑五分　青皮六分　肉桂　紫蘇梗　地骨皮各五分

薑三片葱二根水煎熱服

二十四症逆經上行

此症經從口鼻中出因過食椒薑熱毒之物所致用

犀角地黃湯數帖立愈

犀角　白芍　丹皮　枳實　黃芩各一錢　生地二錢

紫蘇梗八分　橘紅　甘草各三分　百草霜八分

水煎空心服

二十五症經從口鼻中出不行下而行上五心發熱咳

嗽氣緊當用紅花散七帖推血下行次用冬花散止

咳嗽服七帖熱去全安

紅花散

紅花 蘇木各八分 黃芩 花粉各六分

水煎空心服

冬花散

枳實 粟殼蜜炙 紫蘇梗 蘇子 紫菀 桑皮炒

知母各八分 石膏 杏仁各一錢 冬花蕊八分

水煎空心服

二十六症逐日經來

此症經來日有幾點則止過五日或十日又來幾點

一日來三四次面色青黃先用膠艾湯二帖次用

紫金丸次月即愈

紫金丸見第三症

膠艾湯

川芎八分 熟地一錢 艾葉三錢 阿膠一錢炒研

棗三枚空心煎服

二十七症經來狂言如見鬼神

此症經行時或因家事觸怒氣阻逆血攻心不知人

事狂言讝語先用麝香散甯其心後用茯苓丸除

根

麝香散

麝香 辰砂 甘草各三分 木香五分 人參 紫蘇梗

柴胡 茯神 遠志去心各八分

水煎不拘時服

茯苓丸

茯苓 茯神 遠志去心各八分 硃砂五分

猪心一箇米糊爲丸金銀器煎湯送下五十丸

二十八症經來常嘔吐不思飲食宜用丁香散

丁香　乾薑各五錢　白朮一錢

共爲末清晨米湯送三匙

二十九症經來飲食後即吐

此症痰在心胸隔住米穀不思飲食先用烏梅丸化

去痰涎後用九仙奪命丹立愈

烏梅丸

硃砂　雄黃　木香各五錢　乳香　没藥各一錢　草果一箇

烏梅肉爲丸彈子大每服用黄酒化一丸含之

九仙奪命丹

豆豉 枳殼 木香 蒼朮 陳皮 山查子各一錢 草果一箇 厚樸 茯苓各二錢

共爲末薑湯調服

三十症經來徧身浮腫

此因脾土不能尅化故變爲腫宜用木香調胃散

木香 陳皮 甘草各三分 三稜 莪朮 木通各八分 山查八分 紅豆蔻三分 香附 砂仁各一錢 薑皮三分 車前子一錢 大腹皮八分

水煎空心服

三十一症經來泄瀉如乳兒屎者

此乃腎虛不必治脾用調中湯七帖立效

人參　白朮各八錢　北五味　甘草各三錢　乾薑五分

薑三片水煎空心服

三十二症經來痢疾或前或後

此症月水將臨傷食椒薑雞肉熱毒之物至五臟變

作痢疾諸藥無效宜用甘連湯三帖如神

甘草五錢　川連二錢薑炒　乾薑一錢

水煎不拘時服

三十三症經來大小便俱出

此症名曰蹉經因食熱湯過度多積而成宜用五苓散解熱毒調其陰陽即安

猪苓 澤瀉 白朮 赤苓 川芎 阿膠炒 當歸各一錢

水煎空心服

三十四症經來咳嗽

此症喉中出血乃肺燥金枯即用茯苓湯去其咳嗽

須用雞蘇丸除根

茯苓湯

茯苓　前胡　半夏　紫蘇梗　枳實　陳皮

葛根各八分　當歸　白芍　生地各一錢　人參　蘇子

各五分　甘草三分　桑皮六分

薑三片空心煎服

雞蘇丸

蘿蔔子九升　川貝母四兩

共爲末蜜爲丸如桐子大空心白滾水送五十

丸

三十五症經來腹如鼓大

此症二三月不來故大如鼓人皆以爲有孕一日崩下血來血胞內有物如蝦子樣昏迷不知人事若體勝者只服十全大補湯方見十五症可愈如形瘦體虛者十死無生

三十六症經來小便出白蟲

此症經來血內出白蟲如雞腸大滿腹疼痛治宜推蟲於大便先用追蟲丸後用建中湯補之

追蟲丸此方必須認證的確如口脣時紅時白嘔惡腹痛方是有蟲如口脣如常腹不痛慎勿亂服

麝香五錢　檳榔　牽牛　續隨子　甘遂　大戟各五錢　大黃二兩　紫菀花五錢

共爲末麵糊丸如桐子大多少歲用多少丸酒送下

建中湯

黃耆　肉桂　甘草各五錢　白芍一兩

共爲末滾水下

三十七症經來潮熱旬日不思飲食

此症經來胃氣不開故不思飲食開胃爲先不必用別藥只用鴨血酒即安將白鴨頭頂上取血衝酒服之一云鴨舌尖上取血服之

三十八症女子經閉

夫室女月水初行血海不知保養并將冷水洗手血見冷即凝不出血海以致經閉面色青黃徧身浮腫若作水腫治之不效宜用通經散疏其血消其

腫

通經散

三稜 莪术 赤芍 川芎 當歸 紫菀花

劉寄奴各八分 穿山甲一片

米糊爲丸酒送下

三十九症經來吐蛔蟲

此症經來寒熱四肢厥冷大汗吐蛔蟲痰氣緊滿有

死無生可用使君子一二十箇搥爛火煨茶送

四十症血山崩

若初起者宜用十灰丸崩久體虛者宜雞子湯如小

腹痛用加味四物湯服之愈方見第八症

十灰丸

阿膠五錢　苧根　側栢葉　樱櫚　蘄艾　棉絹　胎髮各一團　百草霜　白茅根各一錢

各燒灰存性爲末白滚水送下

雞子湯

雞子三箇　葱三根　薑一兩

共擣如泥以麻油鍋内炒熱入老酒去渣熱服

增附經疾並血塊氣痛等症

治經行腹痛

桃仁七粒水泡去皮尖研如泥百草霜一錢細研無灰酒衝服

治經來作痛

老薑四兩

搗汁將薑渣入老酒二碗鍋內一蒸取起入薑汁服發汗立愈

治經行三四日不止

牛膝根入雞腹內甜酒煮吃或紅花煮酒每臨臥常飲一二三盃效

治月經逆行血從口鼻中出者

上好陳墨水磨濃一小盞服之其血立止再以歸尾

紅花各三錢水半鍾煎八分空心溫服效

治婦人室女經脉不通神效方

大黃燒存性生地各二錢

共爲末空心老酒調服

治婦人乾血氣滯調經丸

川大黃四兩爲末醋熬成膏丸如芡實大每服一

丸酒化開臨卧服大便利紅脉自下眞仙方也

或加香附　便利紅脉自下眞仙方也

又方　加童便浸炒香附末二兩入膏爲丸桐子大熱酒下四十丸

又方　治婦人血塊氣痛甚者爬床席十指出血

用川錦紋大黃一斤一作四分四兩酒煮七次四兩醋煮七次四兩童便煮七次四兩鹽水煮七次共曬乾合一處蒸之如此蒸曬七次爲末用　當歸　熟地各一兩　拌煎濃汁一碗爲丸如桐子大每遇心疼氣痛用小茴香炒研七分煎湯送下三十丸有塊

者一月之內下小小血粒自此除根不痛經血不

通紅花湯下

治血氣血積血癖

用藕節荷葉蒂各等分爲末每服二錢七分熱酒調

下或煎服不拘時每日三服大效

治婦人痃癖及血氣塊等症神效

用獖猪肝一具可及十兩者以巴豆五十枚去皮殼

入肝內用鹽醋三碗煮肝極爛去巴豆不用入京

三稜末調和乾濕得宜丸如桐子大每服五丸食

前温酒送下此方用巴豆須分寒熱如寒症遇暖而安遇寒卽痛熱症口渴作乾飲水不可服此方

治婦人虛羸有鬼胎癥塊經血不通

芫花根三兩炒黃色

爲末每服一錢桃仁煎湯下

治婦女癥瘕并男女痞塊諸藥不效神方

冬青葉連枝三十斤蓼花十五斤同入銅鍋內用水二三桶煎至半桶撈去渣再用微火熬成膏至半碗取起稍冷加狼毒末五錢樟腦三錢眞麝香一

錢共研極細入膏內攪勻磁瓶收儲用細青布攤貼雖年深月久者一貼即散神效無比至於流走污衣洗之即去勿以為嫌但此藥尅伐凡遇婦女必確知真是癥瘕乃可攤貼若係胎孕萬勿輕用

又方　只用冬青葉一味擣爛入酒糟同炒熱包患處冷則易之四次即愈

又方　獖猪肝見前

血崩並赤白帶門

治血山崩秘授神方

尋白毛黑肉雄雞一隻弔死水泡去毛并腸雜不用將金櫻子根洗淨切片入雞肚內酒煮熟去藥將雞酒任意食之即愈

治血山崩屢試屢驗方

熟地　當歸　白芍　阿膠蛤粉炒　荆芥穗　地榆各一錢　川芎五分

水一碗煎七分空心服

治血山崩經驗效方

當歸　白术　生條芩　金釵石斛各二錢

加艾葉三片水三碗煎七分服之神效

治血山崩秘方

火漆不拘多少入無油鍋鎔化炒黄黑色候黑烟盡

白煙起取出研極細末每服三錢空心好酒調服

至重不過三服卽愈此方用漆須週身退麩皮方可用得

治血山崩簡易方

核桃仁十五枚燒灰存性研末作一服空心温酒調

服卽止

或生藕取汁衝熱酒服或藕節七箇煎湯服或蓮蓬

煎湯服俱效

治血山崩初起方

用五靈脂末半生半炒每服二錢温酒調下能行血

止血極妙

治肝經有風血崩者即驗神方

防風去蘆炙赤爲末每服三錢酒煮白麪湯空心服

治血崩暈倒忽然暴下血流盈盆看看至死或時崩不

斷即服千金止血散立效

貫衆檢雌雄者一對長者爲雄小而圓者爲雌共燒

灰存性研爲細末黄酒送下

治崩中赤白帶下

用墓頭回一把其草出河南水酒童便各半盞新紅花一捻煎七分臨卧服近者一服遠者三服其效如神

治赤白帶下年久黄瘦不愈服之一切止帶成胎並男子白濁神效方

蕎麥粉一斤炒黑爲末用雞蛋清爲丸如梧子大每服五十丸空心淡鹽湯或好酒下晨夕二服

治赤白帶下不能成孕者服收帶丸神效方

香附四兩　白芷二兩　石硫黃入豆腐煮一晝夜取硫黃一兩

花椒共爲末蜜丸桐子大每服二錢紅米酒釀

下白滚水亦可服此經水調帶自止

治赤白帶神效方

棉花子炒焦存性一兩　栢子炒焦存性三錢

共爲細末空心服三錢黃酒調下

治赤白帶下月經不行不能育者

白礬　蛇床子各等分爲末　醋糊爲丸如彈子大用綢

包裹線紥緊留線頭尺許引過筆管送入玉戶內

三四寸取出筆管留線在外定坐半日俟熱極帶線取出等小便後再換一丸如前送入良久病囊隨藥而出永除此患

又方　鹿角煅存性爲末每用甜酒調服三錢

治赤白帶下

龜甲　鼈甲各醋炙四兩　牡蠣火煅二兩

共爲末醋糊爲丸如桐子大早晚二次溫酒下三錢

又方　赤者用紅雞冠花白者用白雞冠花每早擂碎

衝甜酒去花飲酒忌用熱酒

治白帶如神

風化石灰一兩　白茯苓二兩

共爲細末水丸如桐子大每服三十丸空心白滾湯下

治白帶神方

硫黃不拘多少將豆腐剖中心入硫黃在內仍用豆腐蓋好用砂鍋一口底內以草鋪好置豆腐於草上仍用草蓋之入水煮一日頻頻添水煮豆腐黑

而止取出硫黄研为细末再用白芍纸包水浸湿

火煨切片为末各等分一处和匀水打麪糊为丸

如桐子大每早空心服五分好烧酒送下服五日

即效如未愈每早再加五分即效

治血崩血淋神方

美人蕉一大片锅内炒存性为末黄酒调服立效

种子门

罷夫人年三十九岁無子服此丸十四日即有孕後生

九子此方夫婦可同食

吳茱萸　白附子炒　桂心　人參各四錢　陳皮　茯苓各一兩　五味子　石菖蒲各四錢　白芷　白薇各一兩　厚樸　當歸各三錢　牛膝　細辛各五錢　乳香二錢　没藥八分

藥十六味擇壬子日共合細末煉蜜爲丸如細小豆大每早空心服十五丸温酒下不可多服經盡後三日連進三服交合必有孕不必再服恐雙生也

婦人種子奇方

尋白毛烏骨雞一隻要蓬頭綠耳五爪者佳生蛋取
用一箇以艾五錢陳黃酒一斤煎滚五六次將艾
撈出入前蛋一箇煮老去壳用細銀針刺孔七箇
入酒内再煮以老爲度連酒蛋服之如經前腹痛
者只飲酒勿喫蛋
以上酒蛋須經前服之調經活血煖子宫真秘
驗之奇方也
種子仙方
用魚鰾一斤切碎以麥麩炒成珠去麩黑芝蔴一斤

另炒其為細末將一半煉蜜為丸一半米糊為丸

每早男婦和勻各服五錢好酒送下

種子藥酒方

核桃肉　黑小豆各八兩　圓眼肉四兩　當歸一兩　肉桂三錢

砂仁一兩　生地一兩　廣木香五錢　枸杞一兩　麥冬一兩去心　白酒

漿　好燒酒各五斤

右藥用絹袋盛之同二酒入罈內封固月餘隨

意飲之

丸藥方

魚鰾膠蛤粉炒一斤 枸杞子去梗 當歸 杜仲鹽水炒半觔
沙苑蒺藜畧炒 核桃肉各八兩
共爲細末蜜丸如桐子大空心白滚水下每服
三錢

驗胎方

婦人經水不行已經三月者
用川芎爲末濃煎艾葉湯空心調下二錢覺腹內微
動則有胎也臍之下動者血瘕也連服三次全不
動者是血凝滯病也

治婦人經水過月不來難明有孕無孕

好醋煎艾服半盞後腹中反痛是有孕不痛是無孕

轉女爲男法

凡婦人始覺有孕即取明雄黃一兩以絳袋盛之佩于身左則生下必男現有以佩小肚下驗者

治婦人三四箇月小產服保胎丸永不小產

續斷酒炒杜仲鹽水炒斷絲各半斤

共研末益母膏丸如菉豆大每服三錢空心黃酒下紅米湯亦可

婦人懷胎至三四箇月必墮不肯服藥者

用四五年老母雞煮湯入紅殼小黃米煮粥食之不

數次而胎安完固至滿月而生矣

胎前門三十八症內十三症附胎前經來一條

一症胎前惡阻

其症胎前吐逆不思飲食腹內作痛乃胎氣不和因

而惡阻用和氣散去丁香木香一劑而安

和氣散

丁香　甘草各三分　木香　砂仁各五分　陳皮　紫蘇

梗　厚樸　小茴各八分　蒼朮四分

水煎加益智霍香服

二症胎前潮熱氣痛

此症內受熱毒宜用五苓散二三劑而安

五苓散方

白朮　茯苓　澤瀉　猪苓　肉桂　黃芩各等分

水煎服

三症胎前發熱

此症胎前小腹作痛口燥喉乾乃受熱過多更傷生

冷陰陽不和宜用草果湯

川貝　白朮　茯苓　青皮　柴胡　黄芩各八分

草果一箇　甘草三分

水煎空心服

四症胎兒攻心不知人事

此因過食椒薑雞肉熱物積在胎中更兼受熱受飢以致雙足亂動不得安宜用調中和氣散後用固勝丸通利母子即安

調中和氣散

大黃　石膏各一錢　檳榔　枳殼　知母　川連

柴胡各三分　黃蘗五分

水煎空心服

固勝丸此丸治孕婦大便閉結不通雙足亂動者服之

江子去油殼十枚　百草霜等分

共爲末米糊爲丸葱白湯下七丸此方過霸不可亂用

五症胎前氣緊

此症過食生冷兼有風寒肺經生痰氣緊宜用紫蘇

湯安胎散

紫蘇湯

紫蘇　蘇梗　枳實　貝母　大腹皮　知母
當歸　石膏各八分　甘草　北五味各三分
水煎空心服

安胎散

阿膠　人參　當歸　生地各一錢　茯苓　小茴
八角各八分　川芎　甘草各五分
水煎空心服

六症胎前咳嗽

蘇子　麻黄　知母　蘇梗各八分　杏仁　石膏
枳實各一錢　甘草　北五味各五分
水煎空心服
七症胎前口鼻流血
此因傷熱致血亂行恐衝傷胎絡宜用衃血丸涼胎
不可用四物湯
衃血丸
丹皮　白芍　黄芩　側栢葉炒各八分　蒲黄炒黑一錢
共爲末米糊爲丸滚湯下

八症胎前瀉痢

此因過食椒薑雞肉熱物入脾大腸火燥必變成痢也初起一二日用甘連湯立效如瀉久孕婦形瘦精神少者母子兩亡不能救也方見經期三十二症

九症胎前漏紅來如經期一月一至

此因胎漏宜用小烏金丸立效

小烏金丸方

海金沙煆三錢 殭蠶 川芎各五錢 蒼朮四錢 厚樸六錢 百

草霜五分　防風　當歸　小茴各五分　側栢葉五分

共爲末米糊爲丸如桐子大滚水送下一百丸

十症胎前白帶

此乃胎氣虛弱之故先用扁豆花酒炒服後用閉白丸

閉白丸方

龍骨　牡蠣　海螵蛸　赤石脂各五錢

共煆爲末米糊丸如桐子大酒送一百丸

十一症胎前赤帶漏紅如猪血水不止

此症其婦精神短少急用側栢丸立效

側栢丸方

側栢葉　黃芩各四兩

蜜丸桐子大白湯送一百丸

十二症胎前氣急咳嗽

此症氣急動紅咳嗽不止其紅應月期而來日午心熱人皆作癆症治不效宜先用逍遙散退熱後用紫菀湯止嗽而安二方見月經第四症

十三症胎前動紅

此因食飽跌傷惡氣血破如流水不止急用膠艾湯

止其血次用安胎散飲固其胎但安胎散强壯者初起三五日宜服虛弱者日久不治膠艾湯方見經門二十六症

安胎散方見胎前門第五症

十四症胎前小便不通

此症名爲轉脬用車前八珍湯

白朮　茯苓　甘草　當歸　熟地各二錢　人參

川芎　白芍　車前子各一錢

水煎空心服

十五症胎前大便不通

此亦名轉脬與前症小便不通同治之

十六症胎前小產

有孕三四箇月而小產者若不調治恐再孕有失宜

用益母丸服之萬無一失

益母丸方

益母草　當歸各四兩

蜜丸桐子大每早白滾湯下三錢

十七症胎前怔忡

孕婦心常恍惚遍身發熱乃氣血虛弱受孕不過宜

用硃砂湯

硃砂研末　猪心一箇

水一盃煎調硃砂末服之效

十八症胎前浮腫

此乃血氣虛弱所致忌用通利之藥恐傷胎也宜用

大腹皮湯

大腹皮湯方

大腹皮　五味皮　青皮　陳皮各一錢

水煎空心服

十九症胎前陰門腫痛

此乃胎不能運動所致宜用安胎順血散此方見第五症加訶子水煎七分服

二十症胎前徧身酸懶

此症面色青黃不思飲食精神困倦只因少血不勝難養胎元宜用四物湯

當歸 熟地各一錢 川芎 白芍各八分

水煎服

二十一症胎前下血

看其婦形勝者三五日間急投安胎散若形瘦虛汗出四肢無力面色成灰乃病久矣不必治也

二十二症胎前腳氣

此乃下氣虛弱可用生血行氣之劑服烏藥順氣散

秦歸五錢　川芎一錢　台烏錢半炒　陳皮一錢　枳殼一錢　桔梗一錢

白芷一錢　麻黃八分　甘草五分

生薑點酒服

二十三症胎前中風

其症牙關緊閉痰涎不知人事因多食生冷并風邪所致先用黄蠟膏

黄蠟 麻黄 枯礬各等分

爲末溶化揩牙關

二十四症胎前癱瘓

此症胎前手足不能動乃胃裏有痰凝住血氣所致宜用烏藥順氣散出汗卽效方載二十二症

二十五症胎前腰痛

此症乃血脈蔭胎不能養腎以致水枯而腰痛宜服

猪腎丸

猪腰一個

入青鹽二錢焙乾爲末蜜丸如桐子大空心酒

下五十丸卽愈

二十六症胎前頭痛

此因風邪入腦陽氣衰也當用芎芷湯

甘草五分 菊花 川芎 白芷 石膏 白芍 茯

苓各一錢

薑三片水煎服

二十七症胎前泄瀉

此症有四治春用平胃湯夏用三和湯秋用五苓散

減去肉桂加滑石甘草冬用理中湯

二十八症胎前心痛用十指散治之

草果一個　元胡　沒藥各八分

酒煎服

二十九症胎前忽然倒地

此乃血少不能養胎母無精神承胎不住頭昏目暗

不須服藥飲食培補自愈

三十症胎前大便虛急

此乃脾土燥大腸澁阻只宜理其脾土通大腸不可用硝黃宜用一枳湯

枳實二兩

水煎不拘時服

三十一症胎前徧身瘙癢

此因有風不宜服藥用樟腦調酒徧身搽之

三十二症胎前陰門癢甚

此因有孕房事不節陽氣留畜而作癢宜用川芷湯

川椒（一兩） 白芷（一兩五錢）

水煎服

三十三症胎前乳腫

此症名爲內吹生寒作熱用皂角散立安

皂角一條燒灰存性研末好酒送下

三十四症胎前喉痛

此因傷風咽喉熱痛宜用升麻蘇梗湯

升麻　蘇梗　甘草（各八分） 防風　元參（各一錢）

水煎服

三十五症胎前消渴

此因血少三焦火勝而然宜用四物湯加川蘗生地或六味地黄丸亦可

三十六症胎前耳鳴

此腎虚也宜用猪腎丸空心酒下七日立安方見前一十五症

三十七症胎前潮熱不退

此症胎中發熱腹中作疼孩兒十月滿足無妨若七八箇月潮熱母子難保

三十八症臨產不生

此因水乾孩兒不下可用盎母散生其水水泛船行若生兒不下者死

盎母散方

麝香一分 白芷 當歸 滑石各一錢 盎母草三錢 肉桂八分

水煎服

增補胎前諸症

治胎漏如神

苧麻根去黑皮二兩洗淨擣碎同米煮粥食之屢驗

加下黃水或如赤豆汁加白銀五兩或銀首飾用

水煎服并治胎動不安

治一切漏胎並下血不止胎氣不安或心腹痛

當歸　川芎各五錢

酒煎入童便一盞一服見效

治胎將墜欲死者

淮生地二兩酒炒　砂仁一兩

水酒各一碗煎一碗分作二次服立效如神

治胎動下血腰痛腹痛搶心困篤者

葱白十四根煎濃汁飲之未死即安已死即出未效

再服或加川芎亦妙

治胎上攻心

荷葉煎湯飲之即下根與藤葉亦可

治胎壓脬不得小便服急危困者用樓一條搭屋門

一扇令患婦仰面倒卧其上頭低腳高其胎自上小

便卽自出眞妙法也

又方　令老婦人用香油塗手自產門入輕輕托起其

胎溺出如注脹急頓消妙不可言

護胎法

凡孕婦一切熱病及內外諸症恐傷胎孕者取竈心土爲末用井底泥調敷心下卽無患矣

凡婦人生子每患驚風當於懷孕三月成形之時服五花湯永除風患

五花湯

土紅花　靛青花　益母草花　桂花　淨銀花

以上五花各陰時收取陰乾存儲每用花各五

分水煎空心服隔一二日再煎一服如此四
五次能保生子永無驚風神方也不可輕視
加人參五分更妙如無亦可

治孕婦從高墮地腹痛不止

生地　益母草各二錢　當歸　黃耆各一錢炒

薑水煎服

治孕婦失墮以致腹痛下血胎動不安者

砂仁去皮微炒爲末每服二錢熱酒或米湯下覺胎
熱即安

又方　佛手散服之亦效加神

治一切墮傷動胎腹痛下血

砂仁三兩于熨斗內炒熟去皮取仁爲細末每服三

錢熱酒調下或陳艾煎湯加鹽調服俱效或魚膠

切片同鴿糞炒成珠去糞取珠爲末酒調服三錢

俱效

治孕婦兒在腹中啼者

取空屋內鼠穴中土一塊令孕婦含之卽安

治孕婦腹中兒哭

此因孕婦登高舉臂兒口中所含臍帶上疙瘩脫落故此作聲可令婦曲腰就地如拾物狀則疙瘩仍入兒口即無患矣

治孕婦心痛不可忍

鹽一撮炒紅衝酒服

治孕婦心腹猝痛不可忍者

失笑散服之神效

失笑散方

良薑蒲黃香附靈脂半生半炒各等分爲末温酒

調服

治孕婦猝然心痛欲死

白术四錢　赤芍三錢　炒黃芩一錢

水煎服

治孕婦下血不止

鹿角屑　當歸各五錢

水三盃煎盃半頓服兩服即止

治孕婦忽然心痛悶絶欲死者謂之中惡

金銀花藤葉煎湯服之立效

治孕婦腰痛不可忍者

破故紙瓦上炒香爲末空心先嚼核桃肉一箇令爛

後以温酒調藥末三錢服之自效

治孕婦腰痛如折

大黑豆二合炒香熟

以酒一碗煮七分去豆空心頓服或因閃挫或

因氣滯皆效

治孕婦不得小便

滑石末以車前草擣汁調敷臍下水調亦可

治孕婦患淋小便熱痛而數

地膚子　蓮莖葉五錢

水四升煮二升分三次温服或飲鮮汁亦可

治孕婦下痢赤白灰色並泄瀉腹痛垂危者

黑豆二十粒　甘草二寸半生半炒　大罌粟殼五箇去頂筋半生半炒

共爲末薑三片水煎空心服

治孕婦中風口禁言語不得

白朮一兩半　川獨活一兩　黑豆炒一合

共合一處水三升煎一升半去渣分四次温服

口禁者撬開灌之得汗即愈

治胎前産後一切危急諸症

凡孕婦撲跌子死腹中惡露妄行疼痛不已口禁欲絶用佛手散探之若子死腹中立刻送下腹痛即止子母俱安　又治臨産艱難胞衣不下及産後血暈不省人事狀如中風血崩惡露不盡腹中血刺絞痛血滯浮腫血入心經語言顛倒如見神鬼血氣相搏身熱頭疼似瘧非瘧一切胎前産後危

急狠狽垂死等症並皆治之丹溪云催生只用佛手散最穩而效速

佛手散

秦歸一兩酒洗　川芎七錢

各等分挫作四服每服先用水一盃煎將乾入酒一盃半煎五七沸温服口禁者撬開灌之約人行五里許再灌一服盡此四服便立產神效如難產橫倒子死腹中先用黑豆炒熟入白水童便各一盞用藥四錢煎服　如胞

衣五七日不下人將垂死及矮石女子交骨
不開者加龜板及生育過婦人頭髮燒灰爲
末各三錢酒調服產後血崩加白芍

治婦人胎前產後中風俱效

古拜散

荆芥穗焙燥爲末每服二錢豆淋酒調服

治胎前吐血神效方

先服生地湯四貼後用橄欖湯五六劑

生地湯方

生地三兩　百部四錢　阿膠四錢　白芍八錢　蓮肉三錢　川貝母六錢
條芩八錢　山豆根去老頭一錢　用三錢
水煎服

橄欖湯方
生地八錢　百部半錢　白芍　紫菀　元參　川貝各一錢
扎五味九粒　山豆根八分　黃芩半錢　石蓮六分
橄欖二枚爲引將藥入罐內水煎瓶蓋不封用
小刀一把壓之只一人于淨室中緘默不言
爆爐緩火而煎煎好與病人面向東服

產後門十五症後附產後必要歸芎丸方

一症產後血氣痛偏身發熱

此症產後餘血不盡腹中作痛當去其餘血其熱自退用紅花散方見經行六症

二症產後血盡作痛

此乃腹中虛痛若有潮亦是虛潮用四物湯加茴香烏藥乳香木香五靈脂麥芽入內煎服四物湯方見胎前二十症

三症產後惡血發熱

此症內傷外感宜服五積散方見經門二十三症

四症產後咳嗽

此症產後傷風變咳嗽宜用小青龍湯

甘草　乾薑各五分　五味子三分　杏仁半錢　半夏一錢

薑三片水煎服

五症產後子宮突出

此症用鯉魚燒灰存性研末清油調搽卽愈

六症產後瘕痘突出

此症先用連翹散後用黄蠟膏立效方見胎前二十

三症

連翹散方

連翹　黃耆　瓜蔞根　防風　山梔各一錢　甘草五分

每服三錢水煎七分服

七症產後一月惡血重來

此因產後未滿一月夫婦交媾搖動骨節以致血崩不止昏迷不知人事急以金狗散治之方見前月經門七症

八症產後氣急

凡產後氣急泄瀉不止煩熱口乾乃外熱內虛必死

之症不必治可用補中健脾之劑

九症凡產後舌黑如塵口乾無津液乃腎欲絕亦死症

不治

十症產後譫言乃惡血攻心上勝下虛亦死症也

十一症產後弔陰與經門第十七症同治即愈

十二症產後三四日瘀血停住作痛

凡產後瘀血疼痛經流不止必還有一子死在腹中

未生急服救母方

益母草　艾心各一把　童便　麻油　老酒各一碗

以草艾二味擣汁半茶碗將童便等三味衝入二味再加蜜五匙調服瘀血出疼痛止如有死兒亦卽出矣

十三症胎衣不下

此因身衰血少以致乾澁不出宜用芎歸湯更宜審其婦衣胞在胸膈者難治在小腹者用破靈丹如產婦面色青黃口舌黑指甲青者此子死也如子

死腹中肚腹必冷用斬爛丹打下死胎以救其母若面色青黃指甲紅者其子胐生不可用斬爛丹

失錄

芎歸湯

川芎 當歸各二錢 益母草一把取汁

和老酒煎服

破靈丹

紅花一兩 蘇木五錢

生酒煎服

十四症分娩艱難產下嬰兒不哭若死者

臍帶切莫剪斷宜用燈火緩緩燒斷陽氣兩補自然

母子俱活

十五症產後必要歸芎丸

此方生產後煎服一貼去敗血止腹痛並除婦人一

切雜症

當歸五錢 川芎 紅花 山查各二錢

水煎八分產畢扶上床坐定即與熱服凡孕婦

臨月可即預備收磁瓶內勿走藥氣則取用

甚便渣再煎停一時服

增補產後諸症

婦人產後血暈服黑龍丸神效

眞琥珀白茯苓等分爲末用黑豆一盃炒焦以黃酒淬入鍋內去入將酒調煎服灌之立醒

治產後血暈昏迷欲死者

急取韭菜根一大把切碎入小口罐內用滚熱酸醋泡之將瓶口與病人鼻孔相對使其氣入患人鼻內衝透經絡血行卽活神效

治産後氣絶血暈腹絞痛
用乾艾生薑各五錢煎濃湯服之卽效
治産後血氣疼痛
益母草二兩 歸尾 川芎各二錢
清水煎入童便老酒各一小盃温服
治産後血暈及中風目下視口角與目外嘴向上牽急
四肢强直不省人事
用雞蛋清以荆芥末二三錢童便一盞酒醋一盞調
服良久卽活甚驗

治產後五七日中風咬定牙關不省人事

桃仁一兩 荆芥穗二兩

共爲末每服三錢水一盃煎八分温服須臾便醒卽效

治產後血脹悶欲死者

蘇木五兩煎濃汁服之血行而愈經驗

治產後餘血攻心或下血不止面青身冷

刺鮮雞血一盞飲之二三服卽效羊血亦可

治產後惡血攻心或胞衣不下腹中有血塊

錦紋大黄一兩爲末好醋三斤同熬成膏丸桐子大
每服五丸酒或醋半盞化下
治產後三日牙關緊急眼目直視四肢氷冷
用乾薑炒黑五錢水煎入童便一盞温服立效
治產後暈倒不省人事眼黑耳鳴或中風口吐涎沫手
足瘛瘲
當歸　川芎　荆芥穗各等分
水煎入童便温服
治產後大便不通膨脹氣緊坐卧不安

用麥芽一合爲末温酒調服良久卽通神效

治產後大小便不通將危者

熟地一兩水煎服愈

治產後下血

用百草霜三錢好酒送下

治產後陰門腫下脫腸出不收玉門不閉

用石灰五升炒黃將灰投入水內候澄清趁暖洗之

須臾卽止神效

治產後陰門腫痛

用蛇床子二三兩煎水頻洗卽愈

治產後陰門腫極不可忍者

用桃仁不拘多少泡去皮尖研碎入泥塗上卽愈

治產後陰門癢極不可忍

用食鹽一兩研末塗之卽愈

治產後腸中作癢不可忍

用針線袋密安所卧褥下勿令人知箭鏃亦可

治產後一切諸症理產回生丹

川大黃一觔爲末 紅花三兩炒黃色入醋酒一大壺煮五六滚去渣用汁 蘇木

三兩搥碎用河水五碗煎至三碗去渣用汁　黑豆三斤用河水五碗煎至三碗去渣用汁

先將大黃末好陳米醋四碗攪勻文武火熬膏如此二次方下前之三汁一同均合再以文武火熬成膏取起若鍋焦另焙乾為末入後藥在內

熟地九蒸曬　川芎酒洗　元胡酒炒　香附童便浸炒　蒼朮米泔浸炒　茯苓　蒲黃炒　桃仁去皮　當歸酒浸各一兩　三稜醋炒　牛膝醋洗　羌活酒洗　山萸酒洗淨去核　地榆　甘草　白芍酒炒　良薑　莪朮醋炒　杏仁去油淨各五錢　人參　牛黃　白朮炒　青皮去穰　木瓜各三錢　木香　沉香各二錢　乳香去油一錢　烏藥

一兩五靈脂酒淘炒五錢五錢

右藥共爲細末以大黃膏擣爲丸如彈子大每

服一丸熱酒化下通口服恐冷則凝住不能

行耳

産後頭痛身熱有汗爲傷風加桂枝末三分葱薑湯送

下服

産後頭痛身熱無汗爲傷寒加麻黃末三分葱薑湯送

下服

産後無乳加花粉末黃連末歸尾末穿山甲末各三分

熱酒化下不拘時服令產母自採乳頭十餘次

此丹胎前亦有可治之症但產後更收全功將產後

之症開列於後

一子死腹中孕婦染病六七日經傳臟腑熱極以致子

死腹中墜於臍下不得分娩命在須臾急以此丹服

之三九郎下

二難產緣胎氣已成子食母血臨月足餘血成塊呼爲

兒枕臨產之時兒枕先破及將生時枕破之血包裹

其子以致難產若服此丹逐出敗血須臾自生其橫

生逆生可同治之

三胎衣不下分娩既訖母　受其寒產後血入胎衣中脹滿不下令人悶脹飲食　不進急服此丹逐出衣中惡血其衣自下

四產後血暈時常眼花見　黑者產後血氣未定還走五臟奔尅于肝醫人不識　呼爲胎氣急服此丹即愈

五產後口乾心悶生產三　二日後血氣未定或食麪物麪與血結或聚于心是　以煩渴不識者呼爲胸膈臃悶服此丹百無一失

六產後寒熱似瘧產後虛羸血入于脾胃則寒熱口渴

醫人不識誤作瘧治此丹可治

七產後四肢浮腫敗血入五臟傳滿四肢不能動運以

致浮腫不知者呼爲水腫凡氣閉而小便澁血腫而

四肢寒先服此丹去其敗血後用利水行氣藥卽愈

八產後血邪如見鬼神言語顛狂產後敗血熱極衝心

以致煩燥言語顛狂醫人不察呼爲邪風此大誤也

急服此丹卽愈

九產後失聲不語人心有七孔因產後敗血衝心流入

孔中爲血所閉以致失聲不語醫人不知呼爲脫音失聲宜服此丹

十産後瀉痢腹痛産婦未滿一月誤食生冷硬酸之物與血相傳流入大腸不能尅化或帶膿血或裏急後重以致腸痛不安服此卽愈

十一産後百節酸痛醫人不知呼爲濕症誤服别藥無效卽服此丹三五丸去其瘀血疏通卽愈

十二産後小腸脹尿血如雞肝産後調理失宜欲飲食而不得兼以怒氣所致餘血流入小腸閉卻水道是

以小便澁結似雞肝流入大腸閉刼肛門以致大便澁難醫人不知呼爲五臓淋漓損傷心肝以致瘀血成塊形似雞肝殊不知敗血流入大腸而致服此丹三丸立效

十三產後下血如山崩產後惡露未盡因誤食酸醎冷熱之物以致變爲血崩血漏色如肝樣渾身潮熱背膊拘急胸腹煩悶不知者以爲崩下但婦人癸水將至暴下不止行期過度故曰崩漏產後血氣正行失于保養以成此疾急服此丹三四丸卽愈

十四產後胸膈氣滿嘔逆不定產後血停于脾胃心氣相衝不安胸膈脹滿嘔吐偏多醫人不知呼為翻胃不知胃口不受飲食故曰翻胃若產婦血停于脾心氣相衝而為嘔逆如何謂之翻胃服此丹二三丸可愈

十五產後咳嗽寒熱往來心煩口乾睡夢多驚體虛無力名曰血閉腹痛面黃此最難治也變為骨蒸治宜仔細若服此丹不效雖盧扁不能救矣

十六產後喉中如蟬鳴敗血衝過于心轉入肺內氣血

結塊喉中作聲如蟬鳴聞之以爲怪產後得此十難救一服此丹一丸或可痊愈

十七產後面黃口乾鼻內流血徧身黑點繞頂者產後惡露散入五臟六腑滿溢流于肌膚散于四肢熱結傳送不通此症甚危十無一生急以此丹服之可保無虞

十八產後腰痛如角弓者產婦百日方脫產禁今止半月貪食快口之物以致煩熱不安經未調治虧損疼痛服此丹可以求救

十九產後小便短澁大便不通大腸血少燥熱所結小便淋漓乍寒乍熱汗常不脫如醉如癡眼花皆屬虛症此丹服之無危

二十產後咳嗽不止加

人參三分五味三粒紫蘇葉三片甜酒一盃煎七分送丹

一九

二十一室女經閉不通夫室女與婦人不同經藏于胞絡漸入子宮至十二三歲出現始知人道苟因或喜或怒寒溫失宜以致血結不行且宮中癸水不行如

地之陰而乾涸也室女身中亦就是先天天一生水地六成之先服四物湯三劑使癸水生宮中然後以回生丹引道而疏通之佳

蓬木末二分赤芍末二分花粉末五分薑黃末五分醋酒煎服再服回生丹如是則水火既濟何慮其不通哉切勿信作療治詩云經陰何事月經逢貪食酸鹹誤損人飲食當風凉快處致其血海凝宮中華池不開三焦熱咽氣喉中心腹疼神功自有回生葯一服能消百病根

二十二月經後來用回生丹酒化下卽愈一切生冷酸
醎之物宜忌則百無一失其效如神
二十三胎前產後下血
詩曰胎婦胎痛願來醫四物湯湊理黃耆艾葉阿膠
兼熟地川芎當歸白芷齊香附更兼紫蘇葉水煎
一服更相宜世人識得元中妙夫婦和諧子息滋
此方神效
難產門
治婦人分娩並小產死去者奇驗方

按產後多因身體虛弱去血過多接氣不來故此暈死不察其理以爲眞斃棄而不救以致誤死須按產婦心胸有暖氣可救用鮮益母草艾葉不拘多少二味採來擣汁無鮮者卽乾亦可須煎汁半酒盃或半茶盃再加童便一酒盃和勻趁熱扶起用尖刀撬開牙關灌之卽時復甦隨服扶元神藥

扶元神藥方

益母草　艾心各十二枚各長二寸老酒一碗黑豆一盃炒

生蛋雞一隻去淨毛並腸物勿令下水入上四

味在内用麻縛住入瓦罐内以水一碗半上用
瓦缽蓋之鍋内重湯熬熟先將雞内酒飲之然
後食肉連湯喫盡如此連食三四隻補囘元神
即如舊矣若產婦身浮腫服之立消百發百中
功難盡述

治横生逆產並治死胎胞衣不下

草麻子三十粒研爛去殼 於產婦頭頂上薙髮少許塗之須
臾覺腹中提上即除去再於足心塗之自然順生
生下即去藥遲則腸出不收如胞衣不下只貼足

心即下

治難產或橫或逆或血海乾涸以致胎死不下惶惶無措死在須臾者急用皮硝二錢壯者三錢若寒天可加大附子去皮臍用二三錢老酒半盃童便半盃入皮硝煎一二沸溫服立下百發百中

治橫生逆產手足先出者

其症孕婦欲產時腹痛不肯舒伸行走并曲膝眠卧致兒身不得轉或纔轉而未順用力逼之也若手先露急令產母仰卧用細針刺兒手足一二分深

刺三四針以鹽塗之香油抹之輕輕送入兒受痛驚轉一縮卽正生矣或足先下卽以鹽塗兒足底搔令知癢並以鹽摩産母腹上卽順生矣不可任其久下不送不可妄用催生方藥且手足出非藥可治又切勿聽凶婦用刀割兒手足致死腹中亂攪母腹矣

治横生逆産手足先見者

柘樹皮不拘多少用水七八碗鍋内煮熟連飲二碗少頃不動又進一碗少頃又進連四五碗其胎因

藥氣提上自然轉身順下矣先與產母說明有此
好藥絕無爲害不必心慌

黑神散

治横生逆產並胎前產後虛損月水不止崩漏等症

百草霜　白芷勿見火其爲末每服二錢以童便米
醋和如膏加滚湯調服或童便酒浸煎連進二服
血見黑卽止此藥能涸血又免血涸甚妙

治盤腸生臨產腸先出然後兒生其腸不收甚爲危急
用醋半盞新汲水七分調勻噀生母面每噀一縮三

噀盡收眞良方也

又方　伏龍肝爲末卽竈心土温酒塗頂上立收

治臨產破水三五日不下將死未絶者

大魚鰾三寸香油浸過燈上燒之滴下油入酒中其灰研末用酒調服立下

治胎死不下指甲青舌青脹悶口中作糞臭

蒼术米泔水浸炒　厚樸薑汁炒　陳皮各一錢　靈草五分　用老酒同水各一盃入朴硝五錢温服三五服其胎化血而下屢驗

治胎死不出胞衣不下

用黑豆三合洗淨炒香熟入醋一大碗煎五六滾去豆取汁分作三四次服之再以熱手順摩小腹其胞卽下胎卽出眞仙方也

治胎衣不下

一婦人胞衣不下胸腹脹痛手不敢近用熱酒下失笑散三錢惡露胞衣俱下

治胞衣不下腹中脹急此卽下遲則不救

牛膝　川芎　朴硝　蒲黃淨末各六錢　當歸三錢　桂心

一錢

共爲末每服五錢薑三片生地三分水煎衝服

又方　用冷水入醋少許噀產婦面神效

治胎死腹中

芒硝二錢童便調服立下有一猫孕五子已生一子

四子死在腹中用此灌之郎下立效

又方　鹿角燒灰存性爲末老酒衝服三錢郎下

又方　雞蛋三箇去黃取清入醋少許攪勻含口中郎

下或嚼葱白郎下

催生保全子母神效方

全歸一錢酒洗 川羌活五分 川芎一錢半 貝母二錢去心 白芍一錢酒炒 二分冬月用一錢 厚樸薑汁炒七分 生黃耆八分 甘草五分 荆芥穗八分 枳殼六分麵炒 蘄艾七分醋炒 兎絲子二錢五分酒泡曬乾搗淨 引用薑三片水二盞煎八分渣煎六分預服者空心服臨產者隨時服以上照方逐件炮製稱準分兩無不奇效

右方專治一切胎產未產者能安臨產者催生加有懷孕傷損不拘月數及腰腹疼痛服之即愈其有見紅

勢欲小產者危急之際一服立愈再服全安如有足月而交骨不開橫生逆產或嬰兒死於腹中者此藥服之立刻即下每服不過二劑此方異人傳授因見收生婦人每每用刀割取致傷產婦傳此經驗奇方濟人無量無不奇效

催生易產方

黃蜀葵子焙乾爲末熱酒調下二錢如無子花亦可死胎不下紅花煎酒調服若胎漏血乾難產痛極者並進三服良久胎中氣寬胎滑即生須見正產

方可服之

又方　尋路舊草鞋一枚取樑上舊繩一條洗浄燒灰存性童便和酒調服三錢單用酒調亦可屢試有效奇方也

又方　用上好蜂蜜調百沸湯服之立產如胞衣不下仍前服之即下

又方　魚鰾七寸用香油炒焦爲末酒調下三錢神效

一方　鮮益母草擣汁七合煎至一半頓服立下如無新草煎陳草湯服之亦下死胎如有益母草膏更妙

一方　用活雄鼠腎一對加麝香三分擣爛作三丸硃砂爲衣滚湯送下少時即下其葯丸在男左女右手中捻出

一方　用鼠腎一對硃砂麝香各一分半共擣爛爲一丸白滚湯吞下即生不可入婦人手一丸可用二次

一方　用乳香同前丸服俱效

一方　取高牆上蛇脱一條頭向下者焙乾爲末加麝香三釐以乳調膏貼臍眼即下將膏即去不可久貼

一方　蛇退火煅爲末五分巴豆一粒草麻子三粒麝

香一分同搗餅臨產貼臍上即下並治死胎

一方　蟬退蛇脫小兒頭髮各等分燒灰存性爲末每

用五分黃酒調服立下

一方　取東向槐條三根當腹痛緊時折來交產婦兩

手緊緊捻住即下

婦人陰戶諸症

治婦人陰腫如石痛不可忍二便不利

用枳實　陳皮各四兩　炒令香熟以絹袋盛之遍身上

下及陰腫處頻頻熨之冷則又换至喉中覺枳實

氣則痛止腫消二便俱利矣或單用枳實一味炒
熨亦可
治婦人陰硬痛不可忍
用絲絹燒灰爲末調青魚膽以鴨毛蘸搽自愈無青
魚鯽魚亦可
治婦人陰翻出流黃水
棉繭燒灰爲末酒調鴨毛搽之卽愈
治婦人陰腫作癢
煮蒜湯洗之鹽搽亦可或杏仁燒灰綿裹納陰戶中

效或猪肝燒熟乘熱納陰戸中俱效

治婦人陰癢難忍

蛇床子　白礬二味煎湯洗之卽愈

治陰戸生瘡痛癢難忍

此因慾事煩多損其眞陰之氣故也以硫黃同白礬泡湯洗之三五次後再用杏仁燒灰麻油調搽卽愈

治婦人陰瘡

用枯礬　五味子　皂角等分

共燒灰為末掺之或桃葉擣爛綿裹納入陰戶
中亦效或掺鯽魚膽殺蟲止痛亦效

又方　杏仁不拘多少燒灰存性加麝香少許為細末
如瘡口深用絹袋滿盛藥扎口炙熱塞在陰戶立愈

治婦人陰挺出下脫方

蛇床子五兩　烏梅十四箇　水五升去渣煎熱洗之每日
夜三五次極妙

乳門諸症

治婦人產後無乳服湧泉丸神效

漏蘆 花粉各一兩 穿山甲炒黑五錢 當歸三兩 川芎五錢

白芍酒炒一兩五錢 人參一錢 生地一兩五錢

共爲末煉蜜丸如桐子大每服三丸早晚黃酒

下

湧泉湯方

治無乳

王不留行三錢 穿山甲炒焦二錢 歸身 花粉各半錢 木通

靈草各一錢

共研末用猪蹄湯一盃調服其乳立通

治乳少

通根草（搥碎三兩）猪蹄二枚其煮爛去藥飲酒喫蹄外用葱湯洗乳卽效又

鹽炒芝麻常食亦效

治乳不通

屋上瓦松　牛膝　歸尾（各等分）焙存性爲末好酒調服日進三五次卽通

又方　老絲瓜　蓮子（等分）燒存性爲末酒送出汗亦效

治婦人奶花

葛根　地瓜根等分

共爲末米泔水洗淨搽之卽效

治乳吹無乳者

紅棗去核七枚每枚入鼠屎一粒燒灰存性爲末入

麝香一釐温酒調服

治吹乳腫痛

生半夏一箇同葱白擣爲丸用線裹如患在左乳則

塞右鼻患右乳則塞左鼻一夜卽消極效

治奶吹奶結經驗方

瓜蔞一箇碎 荆芥 花粉 銀花各一錢 當歸二錢 甘草八分

黃酒水各一碗共煎一碗温服

治奶風並奶上各症

用羊角一箇煆存性研末酒衝服立效

治乳癰未結卽散已結卽潰極痛不可忍者服之止痛

因小兒吹乳變成斯疾者並治

陳皮去白 乾麪炒黃爲末一兩 麝香一分研勻酒調

下二錢蓋被出汗卽愈

瓜蔞散

治乳癰已成化膿爲水未成即治治乳之方最多惟此極效　並治瘰癧瘡毒一切癰疽腫毒

瓜蔞連子二箇同研細　生粉草　當歸各五錢　乳香　没藥各一錢

老酒三碗煎二碗分三次服仍以渣敷患處

治一切乳吹乳癰驗方

用葫蘆巴五錢入羊腸內煮爛對中切開倒出再用淨水煎湯服之立效如神

治乳癰潰爛經年不愈將見臟腑只有一膜
鼠糞以光者佳土練子經霜者佳川練不可用露蜂
房各三錢俱煆存性研淨末和匀每服三錢酒下
間兩日用一服其痛即止不數日膿盡即生肌收
口神效

治乳癰乳吹登時立消
用葱連根擣爛厚敷患處以瓦器盛火熨葱使熱熱
出汗即愈

又方　韭菜地蚯蚓糞一錢葱子一錢共爲末米醋調

敷乾則易之以愈爲度

治乳頭破裂

檢秋茄子裂開者陰乾燒存性爲末水調敷之立愈

治婦人乳頭生瘡汗出疼痛不可忍者

鹿角三分甘草一分共爲末以雞蛋黃和之入銅器內

于溫處炙熱敷之每日兩次神效

治乳癰初起

芝麻炒黑爲末調油並燈內宿油調敷立效

婦人內毒

腹痛如刀割每痛至死不敢着手六脈洪數此腸癰毒也用

穿山甲土炒研 白芷 貝母去心 殭蠶 大黃等分

水煎服打下膿血自小便中出卽愈忌煎炒熱物

治腸癰肚癰一切諸症

木瓜 白芷 金銀花 羌活 連翹 蒼朮

甘草節各一錢 生地 貝母 牛膝 荆芥各二錢

當歸五錢

好黄酒空心煎服

治婦人足指生瘡久而不愈者

用男子頭垢泥和桐油敷之卽效